JN112408

ココロとカラダの不調が消える

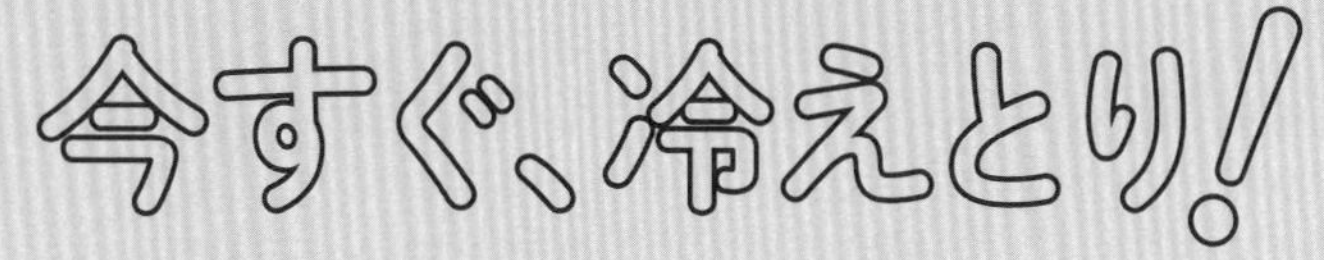

体を温めると、驚くほど調子がよくなる♪

ORANGE PAGE

はじめに

「手足が冷たい」「寒くて眠れない」といった
自覚症状のある冷えはもちろんのこと、
肩こりや頭痛、生理痛など、女性が悩まされている不調はどれも
もとをたどれば「冷え」が大きく関わっています。

冷えると血流が滞るため、各器官の機能が低下し、
さまざまな不調につながるのです。

血流は運動や食事で生まれた熱を全身へ運ぶ役割も担っているため、
冷えて血流が悪くなると、熱が全身へ届かなくなってしまいます。
つまり、もっと冷えが進むという「冷えスパイラル」に陥ってしまうのです。

そんな、こわ〜い冷えとお別れするには、生活習慣の改善が必要！
運動や食事をはじめとするふだんのあらゆる場面で、
冷えとり法を実践して、習慣的に体を温めましょう。

この本は、女性の元気ときれいを応援してきた健康誌『からだの本』が、
16年に渡る刊行の中で得た、
冷えとりの知恵を一冊に凝縮しています。
32人の医師・専門家と2機関による経験や研究結果に基づき、
冷えを【運動&ストレッチ】【マッサージ&血めぐりケア】
【ごはん】【ファッション】【睡眠】という5方向から徹底的にアプローチ。
集まった多くの冷えとり法は、
どれもわかりやすく、すぐ実践できる方法ばかりです。
さらに、女性が知りたい【子宮】と【心】の冷えとりも網羅。

見た目はコンパクトなのに、多方向から冷えとりケアができるこの一冊、
冷えに悩んだら、いつでもどこでも頼ってください。

あなたに寄り添い、体も心も温める、そんな一冊になりますように。

今すぐできる冷えとりワザ10

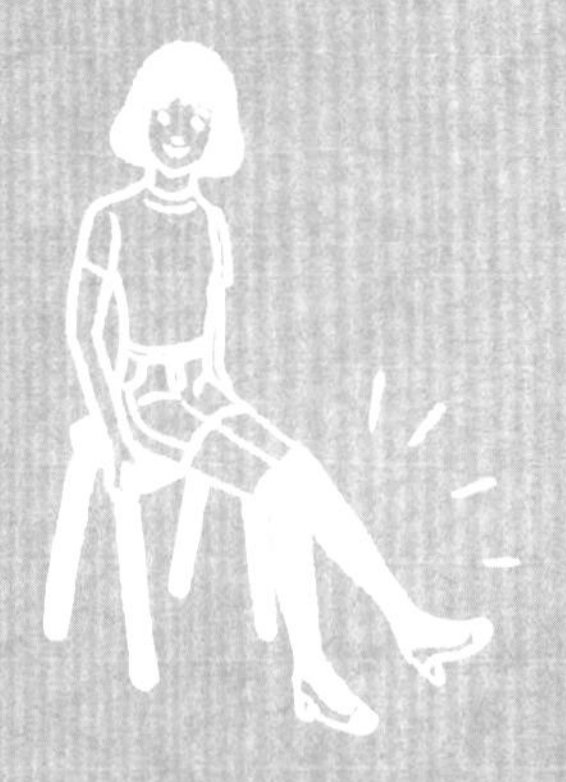

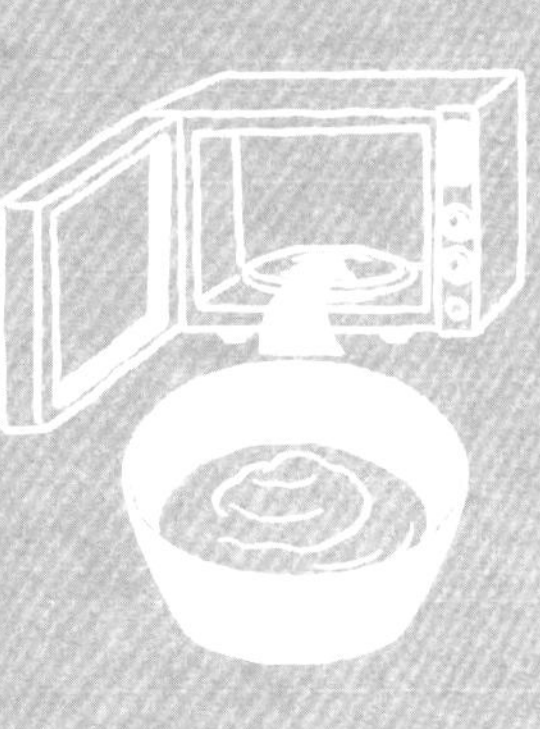

「とにかく今すぐ温めたい」という人は必見！
1～7章で登場する冷えとりワザの一部を
ダイジェストでご紹介します。
簡単にさっとできるので、
気になるものから試してみましょう。

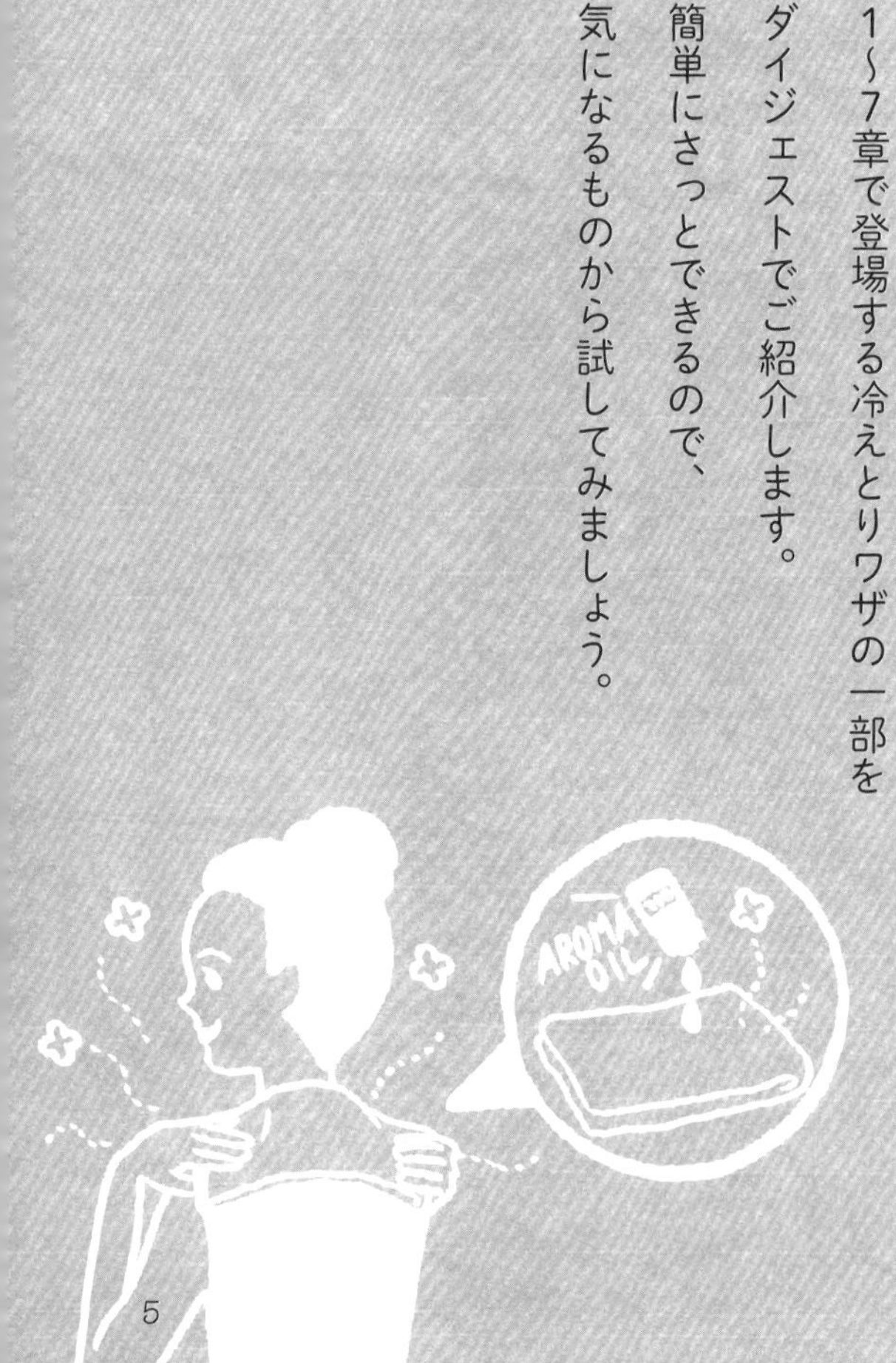

今すぐ冷えとり
1

つま先を上げてスクワットを10回する

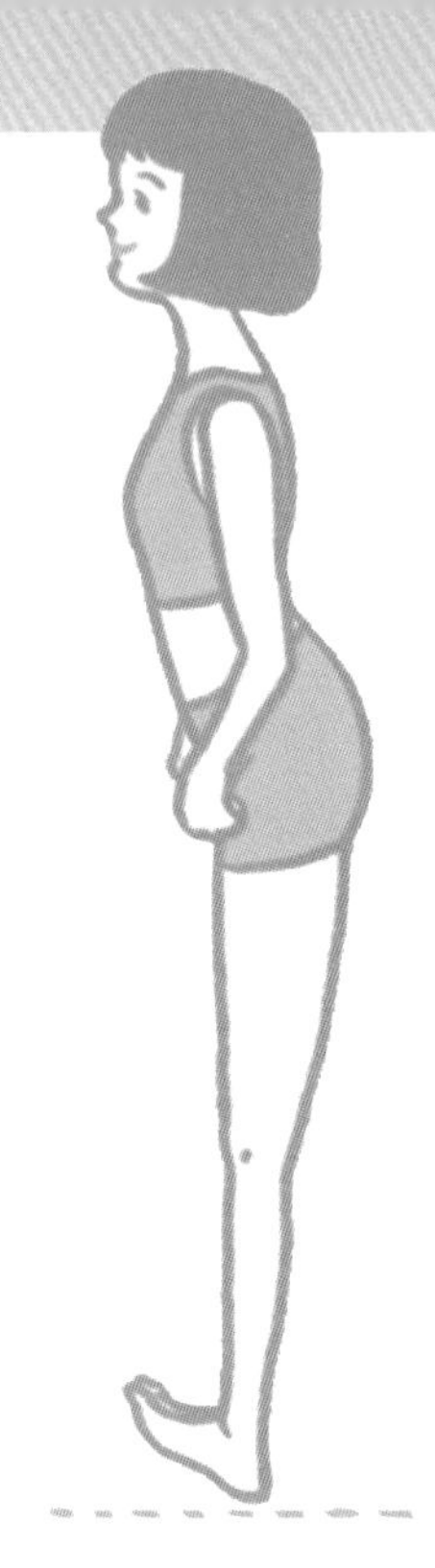

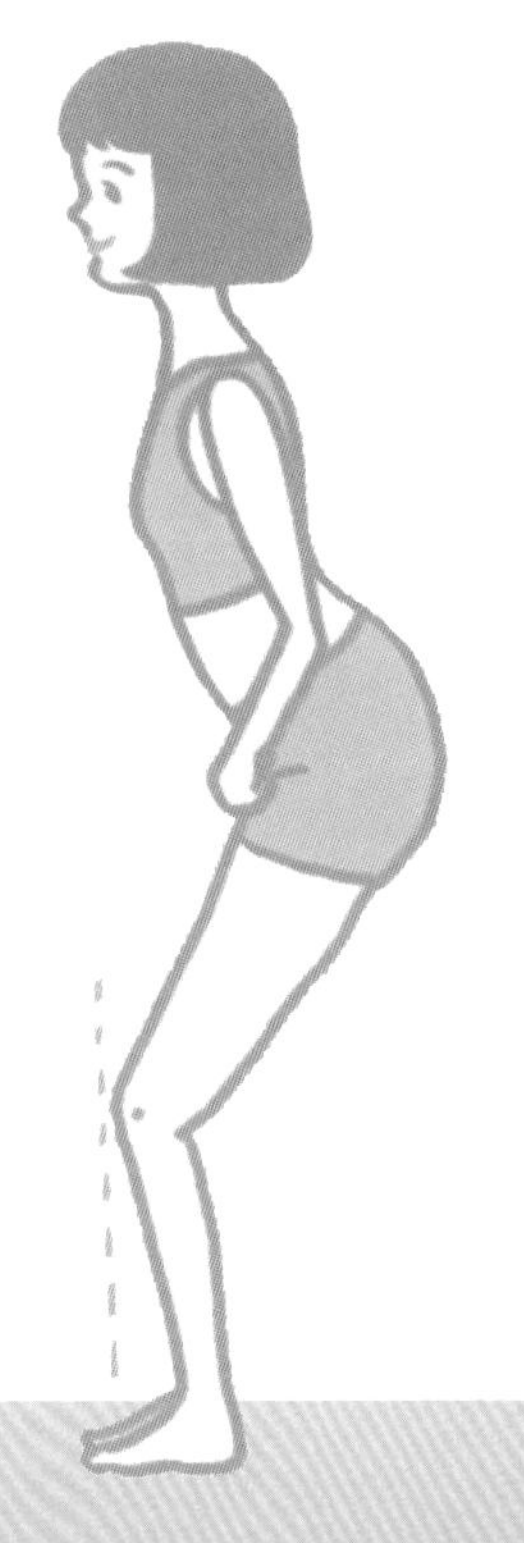

くわしい内容は P.36
「『つま先上げスクワット』をする」へ

今すぐ
冷えとり
2

左手の中指をつまんで左右に回す

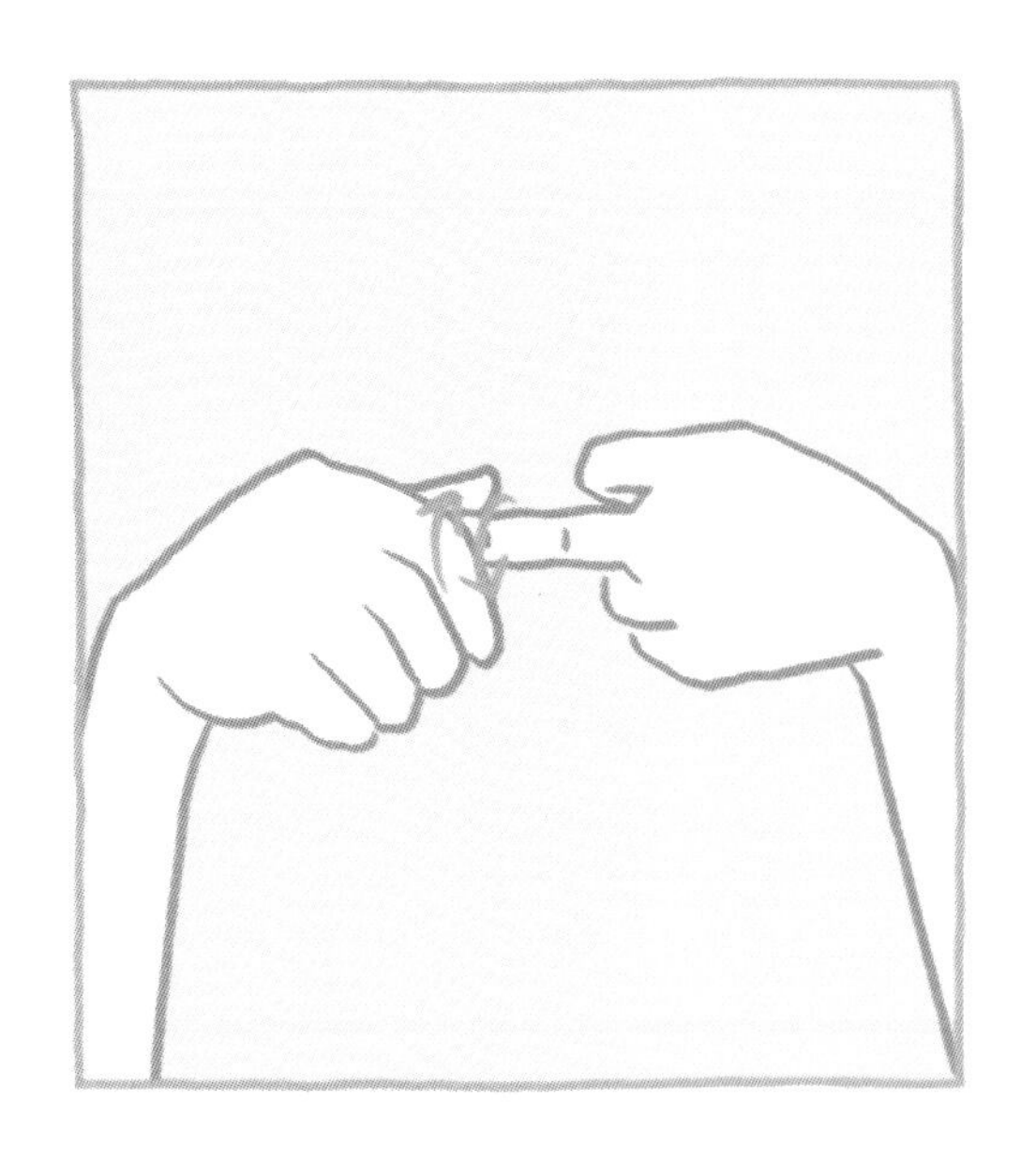

くわしい内容は P.58
「『冷えとり指ヨガ』をする」へ

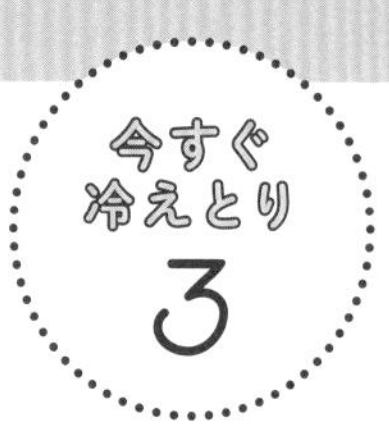

お風呂にシナモンを入れる

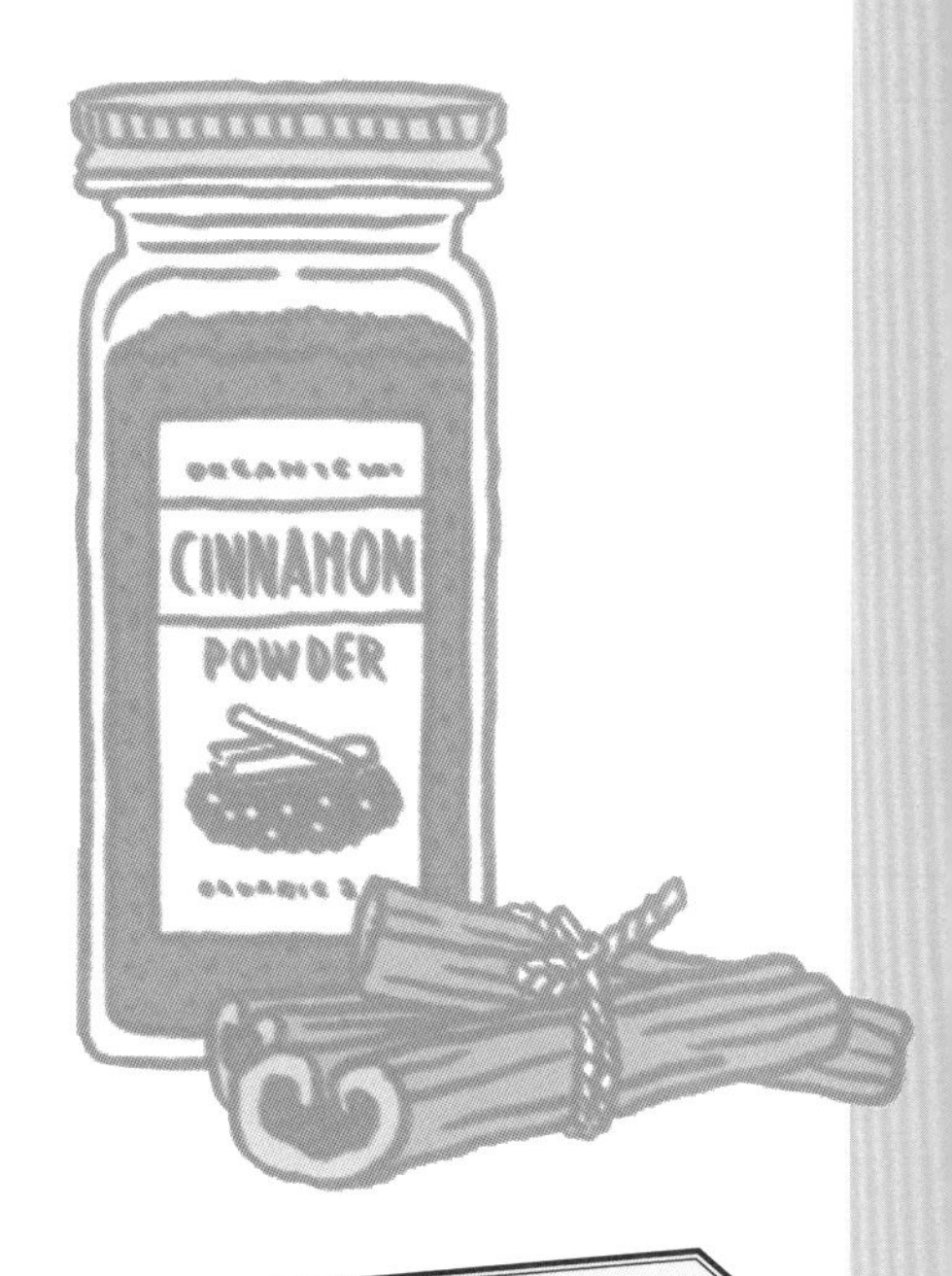

くわしい内容は P.64
「お風呂に入浴剤を入れる」へ

今すぐ冷えとり 4

ぬらしてレンジで温めたタオルを首に当てる

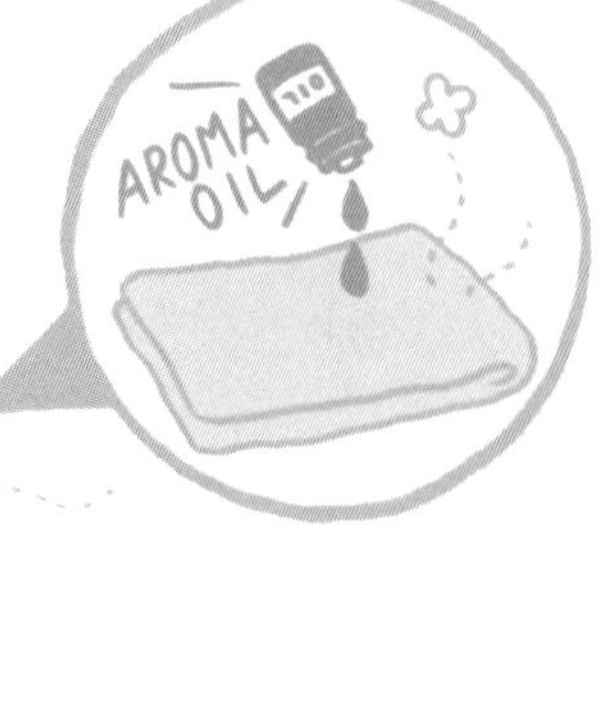

くわしい内容は P.68
「『首蒸し』をする」へ

今すぐ冷えとり
5

かつお節とみそにお湯を注いだ「かちゅ〜湯」を飲む

くわしい内容は P.92
「夏冷えには『かちゅ〜湯』を」へ

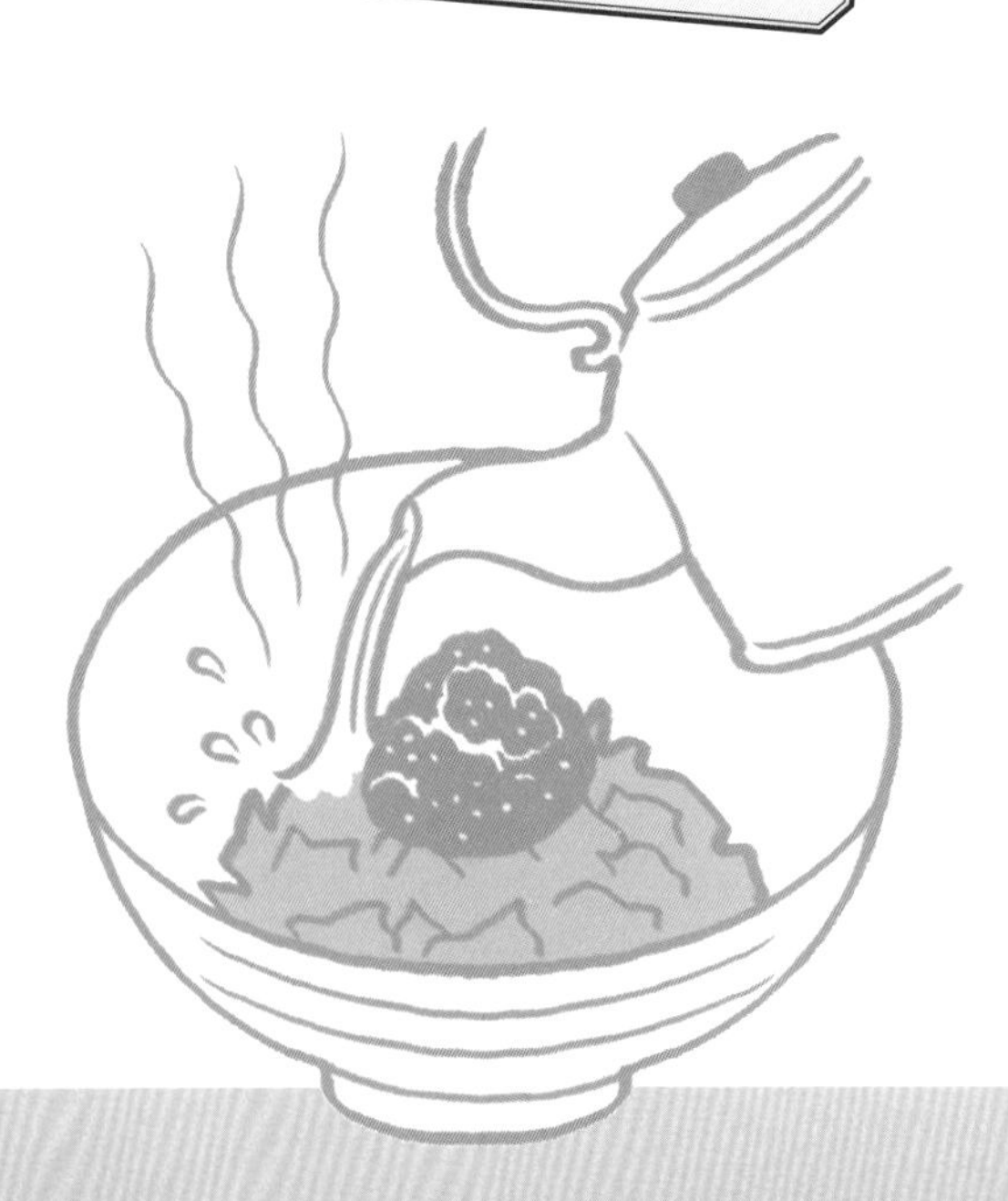

今すぐ冷えとり 6

おやつにドライフルーツを選ぶ

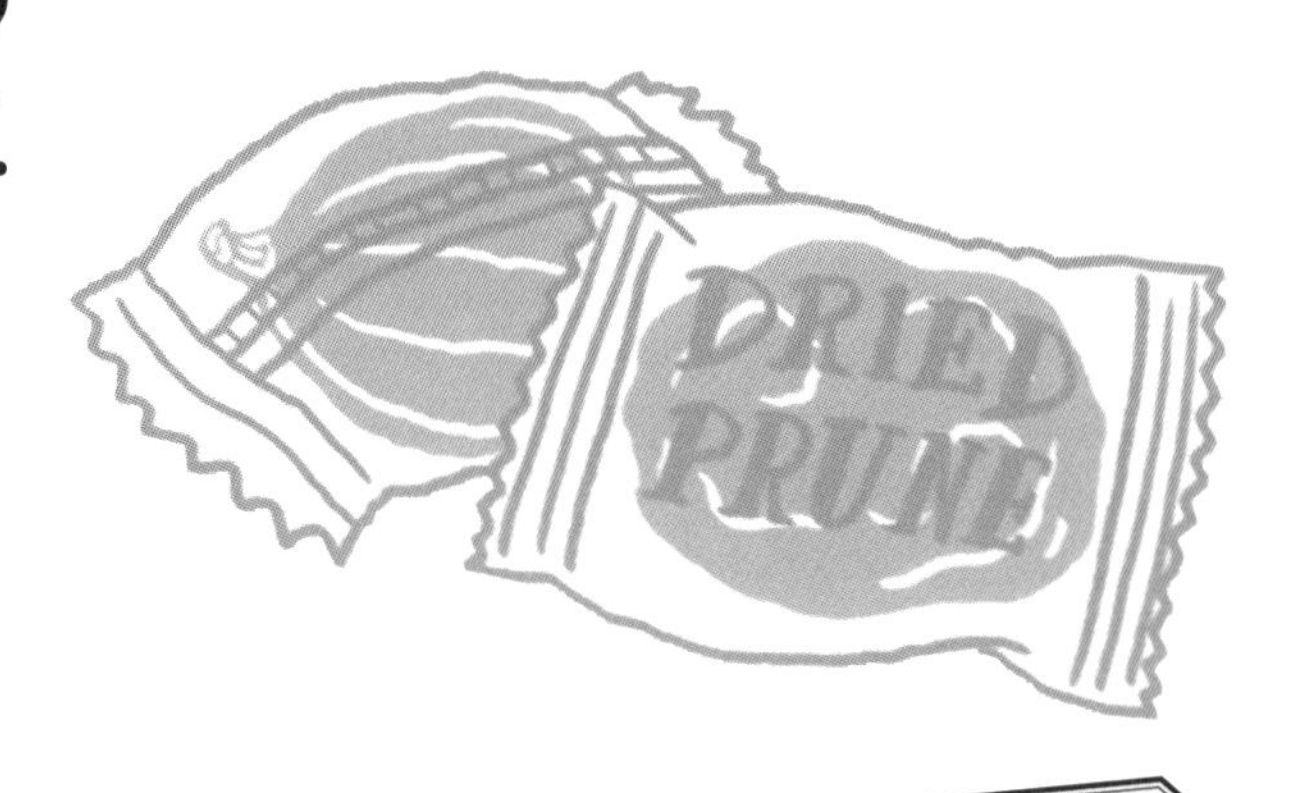

くわしい内容は P.94
「おやつにナッツやドライフルーツを食べる」へ

今すぐ冷えとり
7

ヨーグルトをレンジで30～40秒温めて食べる

くわしい内容は P.102
「ヨーグルトは温めて食べる」へ

今すぐ冷えとり
8

パンプスのときでも靴下をはく

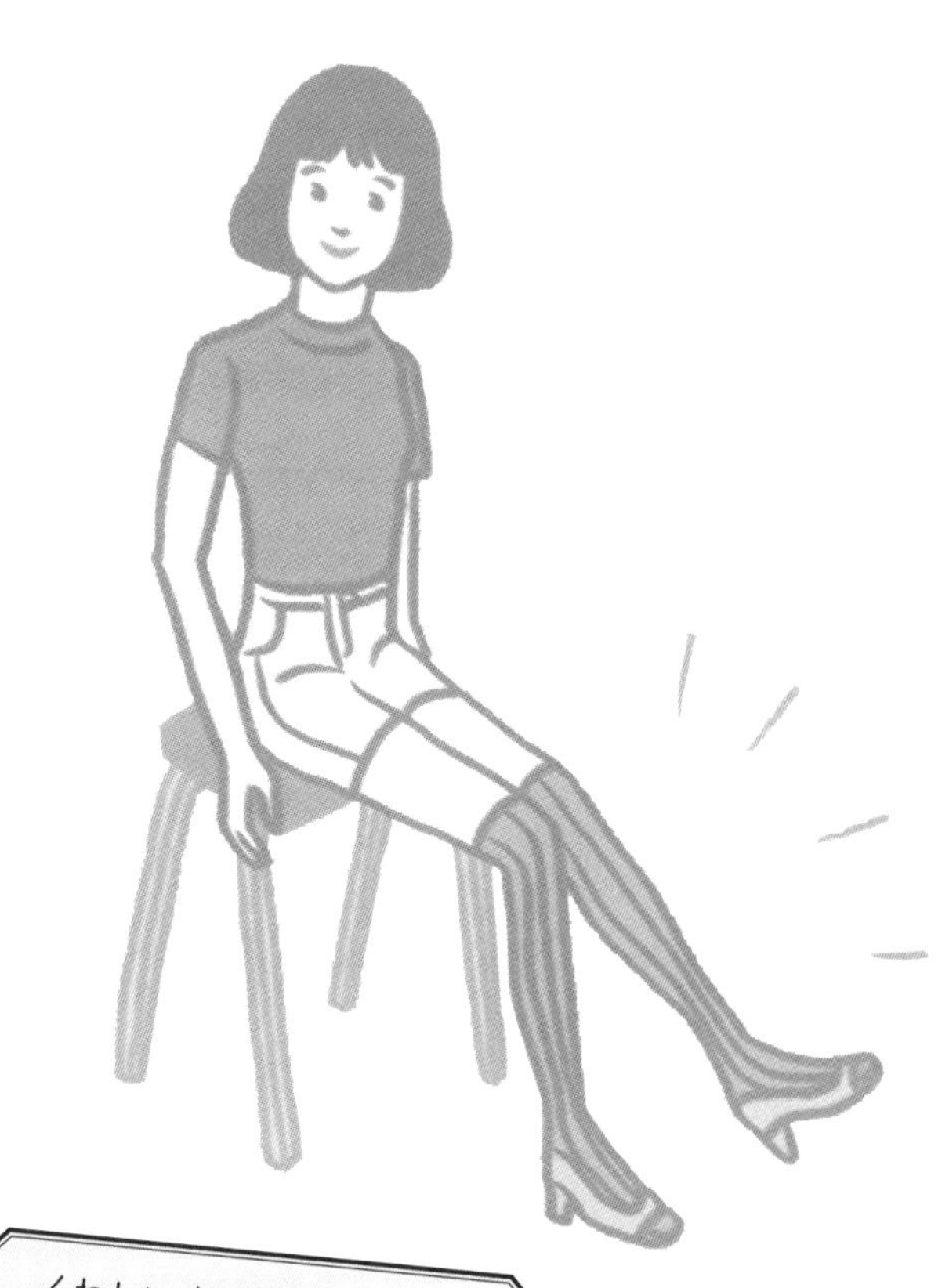

くわしい内容は P.119
「夏、素足で靴をはかずに
靴下を組み合わせる」へ

今すぐ冷えとり 9

起きる前にふとんの中で手のひらを合わせてこする

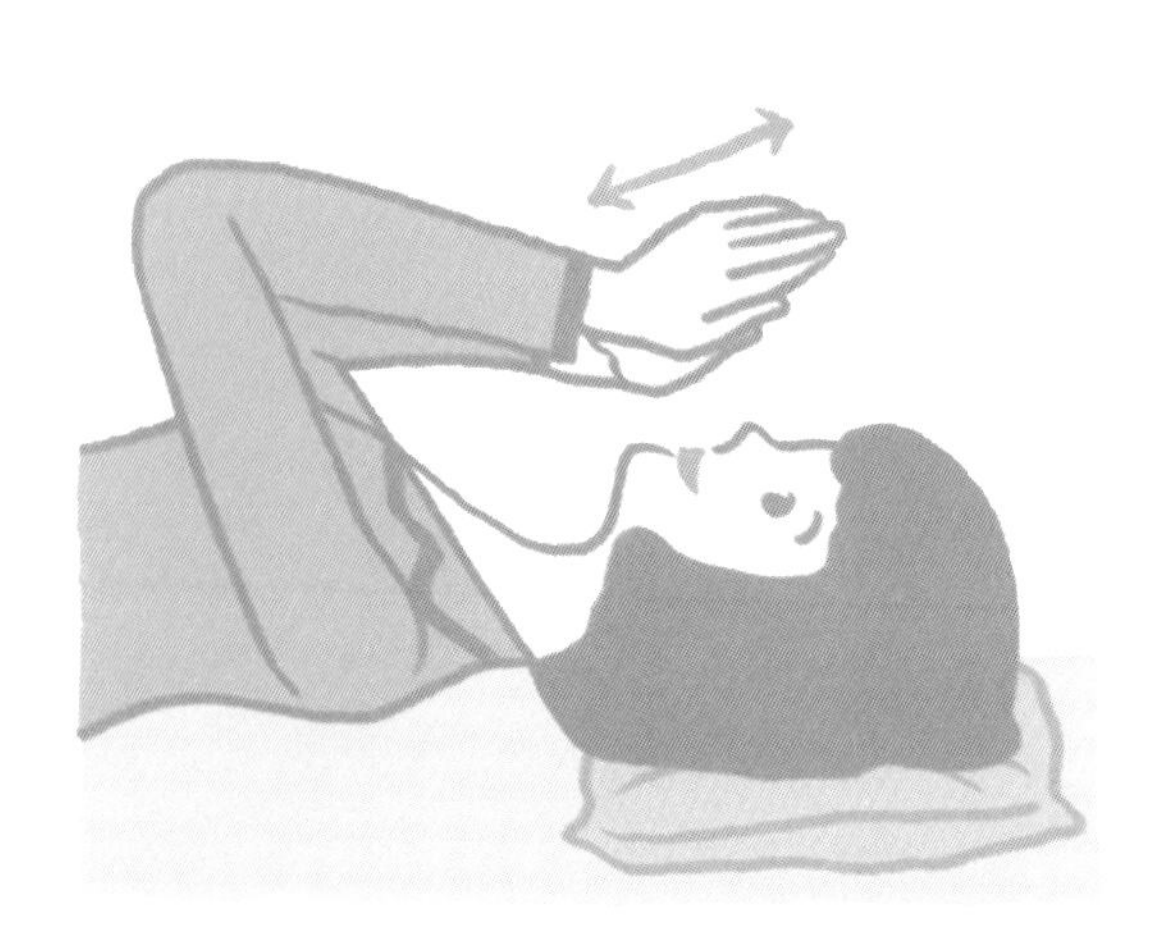

くわしい内容は P.130
「『おはようマッサージ』で
冷えた体をすっきり起こす」へ

今すぐ冷えとり
10

声を出して笑う

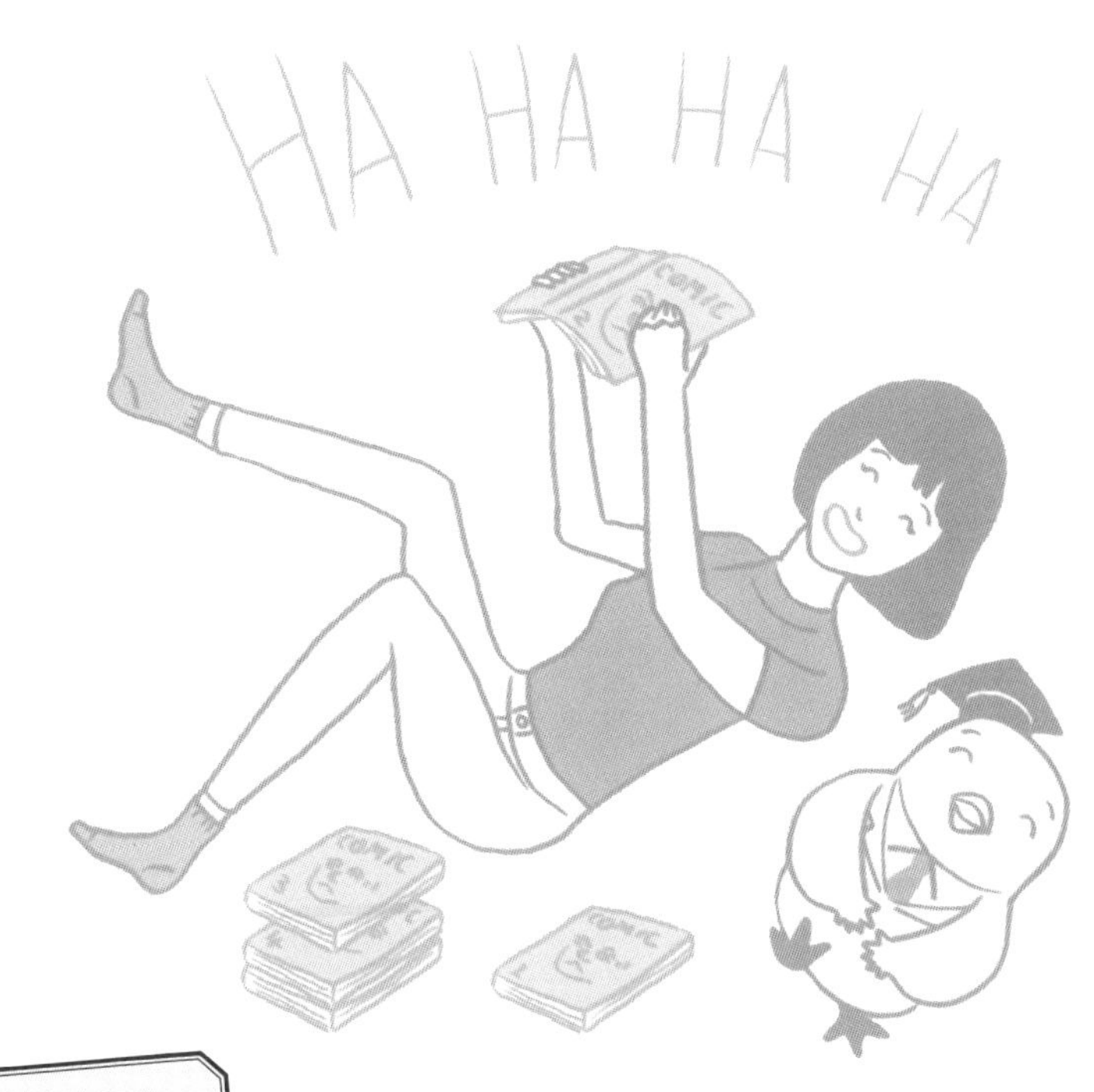

くわしい内容は P.171
「声を出して笑う」へ

Contents

はじめに …… 2

今すぐできる冷えとりワザ10 …… 4

序章

女子の天敵「冷え」のメカニズムを知ろう …… 22

冷えのメカニズム …… 24

「冷えNEWS」衝撃のトップ10 …… 26

本書の使い方 …… 31

1章

冷えとり運動&ストレッチ …… 32

冷えとりへの道 その1

運動&ストレッチで熱を生み出す力とめぐらせる力をつくろう …… 34

「つま先上げスクワット」をする …… 36

「赤筋スクワット」をする …… 38

足首の曲げ伸ばしをする …… 40

下半身型冷え症は「おしりストレッチ」をする …… 42

骨盤の開閉をスムーズにする …… 46

「血行促進ヨガ」をする …… 50

2章
冷えとりマッサージ＆血めぐりケア …… 52
冷えとりへの道　その2
体に熱を運ぶのは血。マッサージや入浴術などで血めぐりを整えよう …… 54
「ゴースト血管ケア」をする …… 56
「冷えとり指ヨガ」をする …… 58
「ぽかぽかごま油マッサージ」をする …… 60
「ホットおっぱい体操」をする …… 62
お風呂に入浴剤を入れる …… 64
足湯＆腰湯をする …… 66
「首蒸し」をする …… 68
カイロを貼る位置を工夫する …… 70
お灸をする …… 72
角質をケアする …… 76
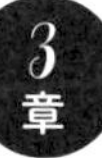
3章
冷えとりごはん …… 78
冷えとりへの道　その3
体を温める食べ物＆冷えない食べ方を知って体の中からぽかぽかに …… 80
大豆たんぱくを食べる …… 82
鉄分をしっかりとる …… 83

ビタミンB1が豊富な食材を選ぶ 84
ビタミンEを補う 85
薬味をみそ汁に入れる 86
根菜を食べる 88
「蒸ししょうが」を料理や飲み物に入れる 90
夏冷えには「かちゅ～湯」を 92
おやつにナッツやドライフルーツを食べる 94
スパイス入りホットドリンクを飲む 95
「余分な水分を出すもの」を食べる 96
朝一番に梅干しを食べる 97
よくかんで食べる 98
食べすぎは控えて「温断食」を 100
ヨーグルトは温めて食べる 102
納豆塩麹を食べる 104

4章 冷えとりファッション

冷えとりファッション 106

冷えとりへの道 その4

足首や首など冷えポイントにしぼって温めて 108
矯正下着はなるべく着けない 110
タイツにレッグウォーマーを重ねる 111

股上の浅い「ローライズショーツ」ははかない……112
パンツはゆったりしたタイプを選ぶ……113
ストールは体感温度で巻き方を変える……114
夏冷えには薄手のカーディガンを……116
ロング丈のタンクトップで夏のおなか冷えを防ぐ……118
夏、素足で靴をはかずに靴下を組み合わせる……119

5章 冷えとり睡眠

……120

冷えとりへの道 その5

良質な眠りで体温調節や血行にかかわる自律神経を整えよう……122
冷房を使わない寝室づくりで寝冷え・不眠を防ぐ……124
湯たんぽで寝つきをよくする……126
寝室の冷気を寝具やカーテンで遮断する……128
快眠パジャマで体温低下を防ぐ……129
「おはようマッサージ」で冷えた体をすっきり起こす……130
冷え＆不眠タイプを分析して的確に温める……132
「3分歯磨き」をする……134
息を吐ききる「10秒呼吸」をする……135
ふとんに入ったら作業禁止！……136
寝るときは靴下はつけない……137

「かかと上げ運動」をする……138
「ヒップリフトエクササイズ」をする……139
「インターバル運動」をする……140
キムチ＆白湯を朝の習慣に……141

6章 子宮の冷えとり

子宮の冷えとり……142

女子なら知っておきたい！ 子宮の冷え

生理トラブルに妊娠力低下…… 子宮の冷えは見逃し厳禁！……144
生理周期ごとの温めケアを試す……146
仕事中は「ペットボトル湯たんぽ」で温める……148
起き抜けにプルーンエキスを溶かしたお湯を飲む……149
体を洗う順番を工夫する……150
赤身肉やレバーを食べる……151
布ナプキンを使ってみる……152
大また歩きをする……154
入浴は睡眠の1、2時間前に……155
ハーブティーでリラックス……156
「骨盤底筋ストレッチ」をする……157
「子宮骨気」で骨を直接刺激する……158

7章 心の冷えとり

心の冷えとり……162

女子なら知っておきたい！ 心の冷え

心の冷えと体の冷え……じつは深い関係が……164
心のエネルギーのめぐりをよくして「イライラ」を解消……166
心のエネルギーをチャージして「うつうつ」を解消……168
部屋のインテリアを暖かい色にする……170
声を出して笑う……171
瞑想をする……172

がんこな冷えに最終手段！ 漢方の知恵……174
はじめての漢方ガイド……176
舌の状態から冷えを知ろう……178
冷えタイプ別 養生法＆漢方薬……180
監修者一覧……182

序章

女子の天敵「冷え」のメカニズムを知ろう

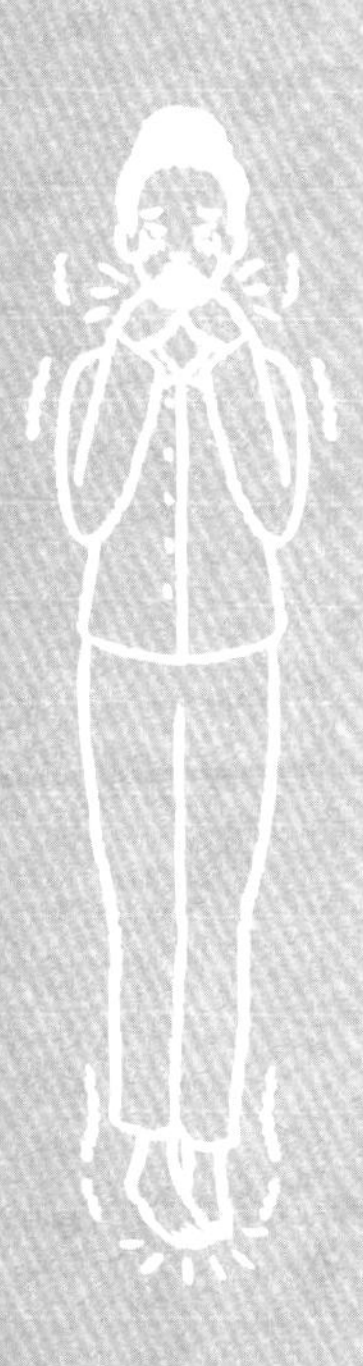

冷えは血流を悪くし、肩こり・頭痛・不眠・生理痛・
肥満などのさまざまな不調・トラブルをまねきます。
まさに冷えは万病のもと。
まずは、なぜ冷えてしまうのかを知り、
対策のポイントをおさえましょう。

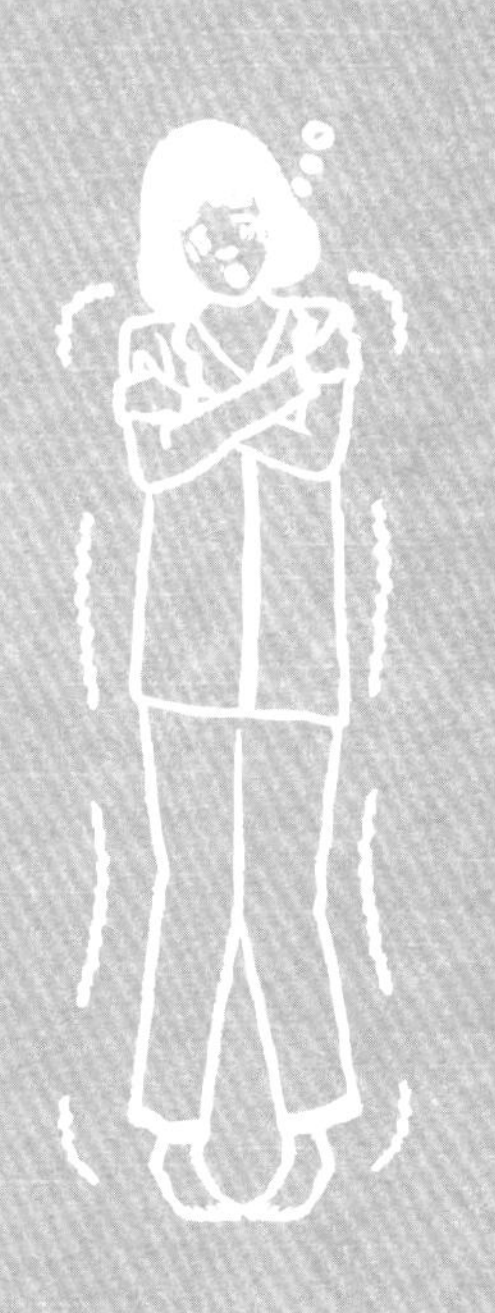

冷えのメカニズム

人間の体は、食事や運動で熱をつくり出し、その熱を血流に乗せて全身に行き渡らせています。外の気温にかかわらず体温を37℃前後に保つことができるのは、このシステムが備わっているからなのです。

ところが、熱を十分につくれなかったり、体のすみずみまで熱をうまく運べなかったりすると、体内の熱がかたよって「冷え」が発生します。すると血流が悪くなり、さらに冷えが全身へと進んでしまいます。

冷えの恐ろしいところは、冷えることによって血流が悪化し、各器官の機能低下が起こって、全身の不調へと連鎖してしまうことです。倦怠感や肌トラブル、不眠や消化力低下、肥満や妊娠力ダウンなど、その不調は多岐にわたります。

冷えの原因は、体質や加齢もありますが、生活習慣やストレス、運動不足などの影響が大！　簡単な運動やマッサージを行ったり、食事、服装などを工夫して、怖い冷えを体から追い出しましょう。

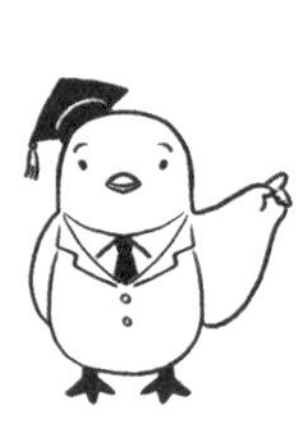

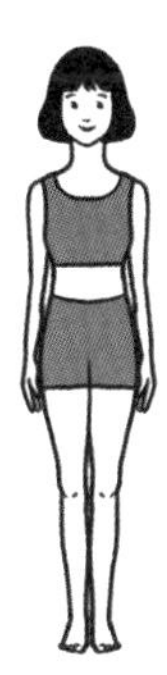

冷えを解消するキーワード

KEYWORD 1

筋肉

体の熱の約4割が筋肉によってつくられます。また、脚の筋肉には心臓から血流によって送り出された熱を体じゅうに届ける役割が。運動やストレッチで筋力を高めれば熱を生み出し、全身に運ぶことができます。

→1章　冷えとり運動&ストレッチへ（P.32～）

KEYWORD 2

血流

熱は血液によって全身に運ばれるため、血行促進は、冷えとりの基本。手足の先など、血流が滞りやすい部分をマッサージでほぐしたり、入浴して温めたりして、促しましょう。

→2章　冷えとりマッサージ&血めぐりケアへ（P.52～）

KEYWORD 3

熱源

人は食事に含まれるさまざまな栄養素を吸収・代謝することで熱をつくり出しています。熱源となる栄養素や体を温める食材を知り、積極的にとり入れましょう。

→3章　冷えとりごはんへ（P.78～）

KEYWORD 4

汗冷え

寒いからといって着込みすぎると逆効果。かいた汗が冷えて「汗冷え」の状態をまねきます。ただ着込むのではなく、体感温度に合わせて、脱いだり着たりして調整することが大切です。

→4章　冷えとりファッションへ（P.106～）

KEYWORD 5

自律神経

自律神経には体温調節を担う「交感神経」と、血流アップ機能を担う「副交感神経」があります。睡眠の質が低下すると、自律神経が乱れ、冷えが進行します。環境づくりやエクササイズなどで、睡眠の質を高めて。

→5章　冷えとり睡眠へ（P.120～）

心の冷えは体の冷えにつながる！

心がストレスを受けると、自律神経が乱れてしまいます。すると、血めぐりが悪化して冷えが体にも及ぶことに。呼吸法やツボ押し、意識転換法などを試して、心を温めましょう。

→7章　心の冷えとりへ（P.162～）

女子なら気になる子宮の冷え

冷えると骨盤内に血がめぐらず、子宮・卵巣の機能が低下します。すると、生理痛や生理不順などのトラブルに。食事やストレッチで子宮・卵巣の血流を改善し、温かい血をめぐらせましょう。

→6章　子宮の冷えとりへ（P.142～）

「冷えNEWS」衝撃のトップ10

1 骨盤がゆがむと冷えやすくなる!?

骨盤は生理周期や1日の時間の流れの中で開閉しています。本来は日中に骨盤が閉まることで「交感神経」と呼ばれる、体を活動モードにする自律神経が働き、自然と体温がアップします。ところが、生活習慣の乱れや姿勢の悪さによって骨盤がゆがむと、この開閉がスムーズにできなくなってしまいます。よって交感神経がしっかり働かず、冷えやすくなるのです。

くわしくは
P.46へ

正常な骨盤の開閉

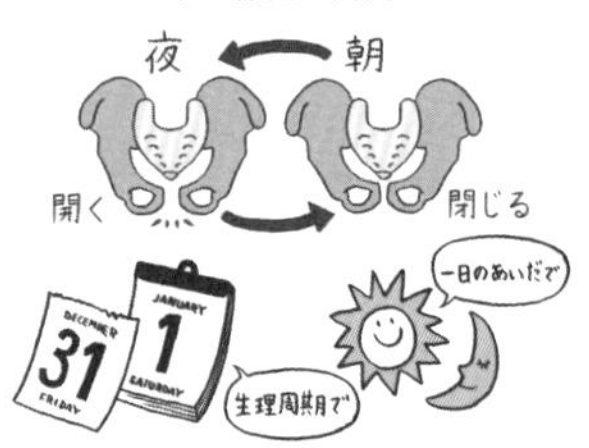

2 冷えの正体は「ゴースト血管」!?

人間の体には全身に血管が張りめぐらされており、その中を血液が通って体のすみずみまで熱や物質を運んでいます。じつは、その血管のうち99%が太い血管から枝分かれした毛細血管。毛細血管がダメージを受けると血液が流れなくなり、血管の形を残しつつも、機能がない「ゴースト血管」に。血管がゴースト化すると血が通わず熱が運べなくなり、さらに、そこにつながる太い血管の血行も悪化するため、全身の冷えにつながります。

くわしくは
P.56へ

ゴースト血管

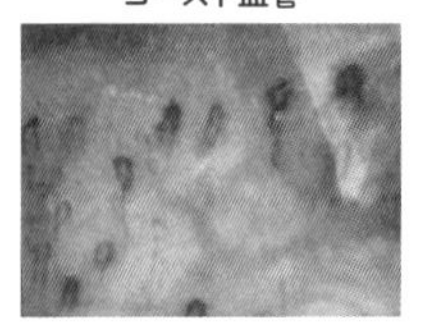

良好な毛細血管

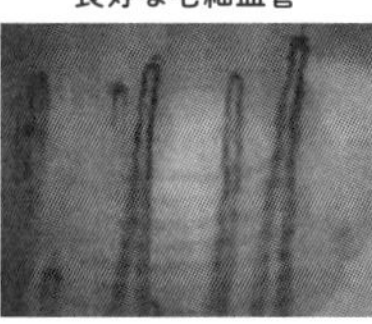

画像協力／（株）血管美人

3 角質がたまった足はどんどん冷える!!

冬の足の悩みといえば、角質と足先の冷え。じつはこの二大お悩み、お互いが関連しあっているんです。

角質とは、いわば「死んだ細胞」。角質には血管がなく、血液とともに届けられる熱も伝わりません。

さらに、角質が厚くなった部分は分厚い断熱材におおわれたようなものなので、靴下や湯たんぽなどで外から温めても効果が得にくい状態です。

つまり、余分な角質を取り除く角質ケアこそ、足先の冷えの打開策！　体の末端まで血液が行き届き、外からの熱も伝わりやすくなります。

くわしくは P.76へ

4 しょうがを蒸すと温め効果が10倍に!!

しょうがには二大温め成分が含まれます。ひとつは、生しょうがに多く含まれる「ジンゲロール」。もうひとつは、より温め効果のある「ショウガオール」。蒸すことでジンゲロールがショウガオールに変化し、生しょうがに含まれる量の約10倍になります。実際に蒸ししょうがを加えたお湯を飲む前後の手をサーモグラフィで見ると、飲んだ後は指先まで熱が届いていることがわかります。

飲む前

飲んだ後

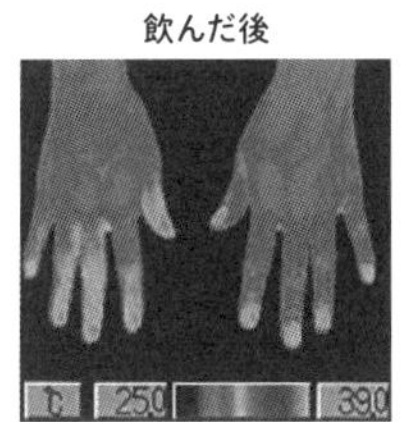

くわしくは P.90へ

5 よくかむと体も脳も温まる!!

体内の熱は食べ物に含まれる糖質や脂質、たんぱく質などの「熱源」となる栄養素が吸収され、代謝されることによって生み出されます。よくかむと、唾液に含まれる消化酵素が食べ物と混ざり合って栄養素の吸収率が大幅にアップし、体内で熱が生まれやすくなります。

また、かむときにあごと同時に動くのが「こめかみ」。こめかみの皮膚の下には頭の筋肉があり、この筋肉が活発に働けば、脳を含む頭部全体の血行も促進されます。こうして血流がよくなれば脳の働きもアップし、体温調節と血流促進を担う自律神経が整って全身が温まります。

くわしくは P.98 へ

6 食べすぎると体が冷える!?

私たちの体の熱の約40％は、日々の生活などで筋肉を動かすことで生み出され、その熱が血液に乗って全身をめぐることで体が温まります。

ところが、食べすぎると消化のために胃腸に血液が集中。筋肉に血液が十分に回らなくなり、体が冷えてしまいます。

また、食べすぎると血液中に脂肪や糖などの余剰物、乳酸や尿酸などの老廃物が増え、血液の流れが悪化。前述の通り、血行不良は体を冷やす原因に。

食べすぎを避けることで、筋肉にも血が十分に届き、血流もよくなって、冷え改善につながるのです。

くわしくは P.100 へ

7 腸内環境が悪いと冷え症になりやすい!?

生活習慣の乱れによって腸内環境が悪化した「ダメ腸」の状態が続くと、「セロトニン」が分泌されなくなり、冷えにつながります。

セロトニンは心を落ち着かせ、気持ちを明るくする神経伝達物質で、約95％が腸の粘膜から分泌されています。ダメ腸によってセロトニンの分泌が減ると、精神が不安定になり、睡眠の質も低下。すると自律神経が乱れて、血めぐりが悪くなり、冷えが全身に回ることになります。

よって、腸内環境を整えることが、冷え対策のひとつといえるのです。

くわしくは
P.102 へ

8 厚着をしすぎると体は逆に冷えてしまう!?

寒いときこそ厚着をしてしまいがちですが、着込みすぎると、逆に暑くなって汗をかき、それが徐々に冷えて体温を奪う「汗冷え」の状態をまねきます。

また、外気から身を守ろうとガードルやストッキングなどの体に密着する下着を着けたり、タイトなブーツやジーンズをはくと、うっ血して熱を運ぶ血流を止めることに。

これらを考慮したうえで、自分の体感温度に合わせて調節できるファッションこそ、真の「あったかおしゃれ」といえるのです。

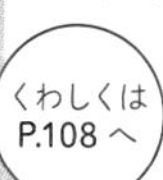

くわしくは
P.108 へ

9

体温を36・5℃以上に保つと妊娠力アップ！

体温を36・5℃以上に保つと血流がスムーズになり、骨盤内にも十分に血がめぐります。すると女性ホルモンがきちんと分泌されて排卵が順調に。

逆に低体温の場合、骨盤内に温かい血が運ばれず、子宮や卵巣の働きが低下。子宮内膜に適度な温かさや柔らかさが足りなくなり、生理不順や排卵障害などのトラブルが起こりやすくなってしまいます。

また女性の体温が排卵後に上がるのは、免疫細胞が外敵への警戒を強め、卵子を守るため。以上のことから、基礎体温を36・5℃以上に保つことが妊娠力アップのカギといえそうです。

くわしくは P.144 へ

10

うつうつとするのは体が冷えているせい!?

東洋医学とは体と心をトータルにとらえる医学。体と心を元気にするエネルギーは同じものと考えます。体が冷えて血めぐりが悪化すると、体と心、両面においてエネルギーが滞ったり不足したりするため、イライラしたり、落ち込んだりと、心も冷えた状態に。

因果関係ははっきりとは解明されていませんが、体の冷えが心に影響を及ぼすことは、医療現場でも認知されています。実際に、うつ病など心にトラブルを抱えている人の体は、不思議なことに手足やおなかが冷えているというケースが多くみられるのです。

くわしくは P.164 へ

本書の使い方

本書では、冷えに悩む女性のために冷えとりワザを集めました。
冷えとりに欠かせない〈運動 & ストレッチ〉〈マッサージ&血めぐりケア〉〈ごはん〉〈ファッション〉〈睡眠〉に加え、
女子ならおさえておきたい〈子宮〉と〈心〉の冷えとりも紹介しています。すべて完璧にこなす必要はありません。
おもしろいと思ったものや、無理なくできるものから実践して、冷えとりライフをスタートしましょう！

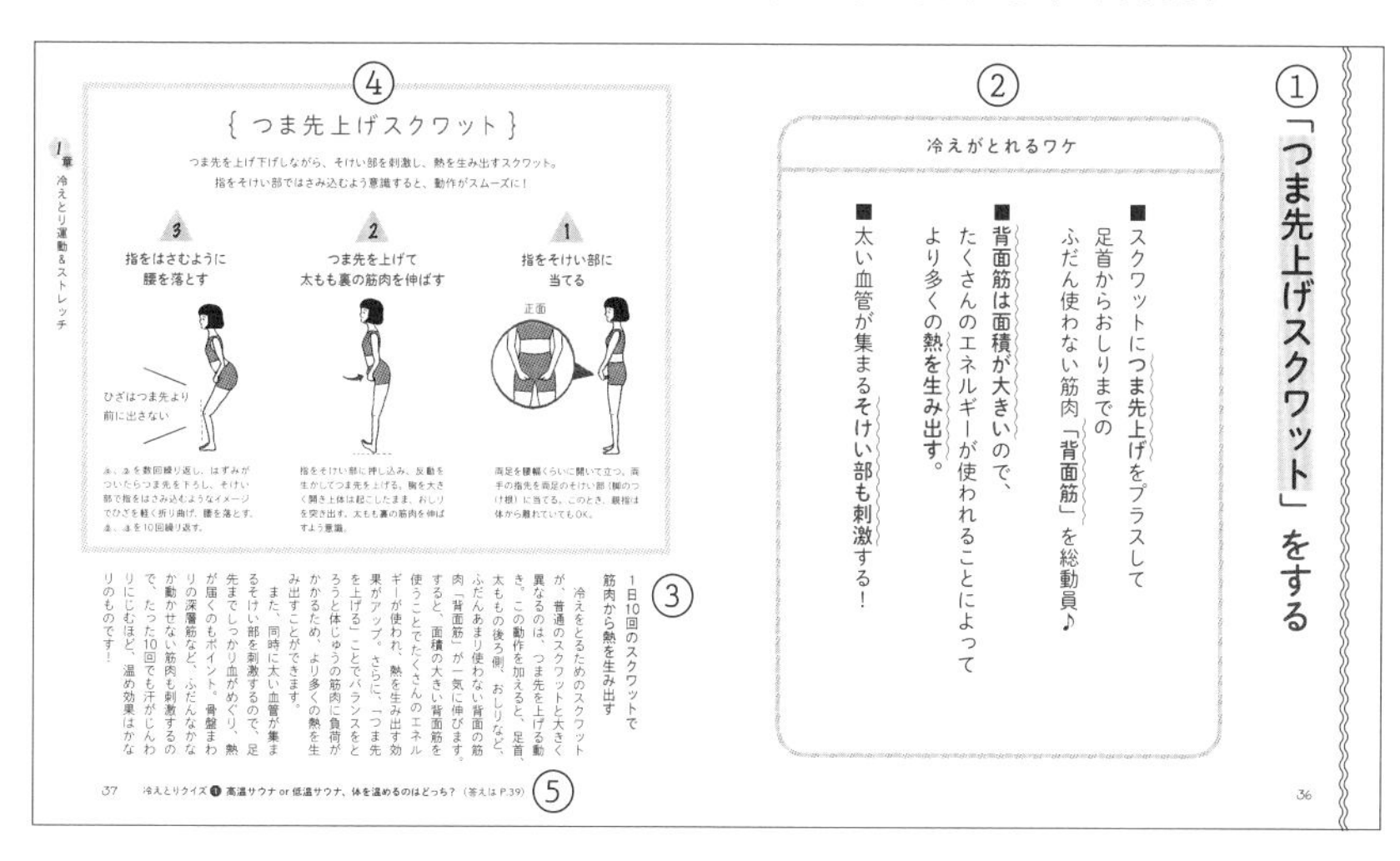
①「つま先上げスクワット」をする

② 冷えがとれるワケ

■スクワットにつま先上げをプラスして足首からおしりまでのふだん使わない筋肉「背面筋」を総動員♪

■背面筋は面積が大きいので、たくさんのエネルギーが使われることによってより多くの熱を生み出す。

■太い血管が集まるそけい部も刺激する！

1章 冷えとり運動&ストレッチ

④ { つま先上げスクワット }

つま先を上げ下げしながら、そけい部を刺激し、熱を生み出すスクワット。
指をそけい部ではさみ込むよう意識すると、動作がスムーズに！

1 指をそけい部に当てる

両足を腰幅くらいに開いて立つ。両手の指先を両足のそけい部（脚のつけ根）に当てる。このとき、親指は体から離れていてもOK。

2 つま先を上げて太もも裏の筋肉を伸ばす

指をそけい部に押し込み、反動を生かしてつま先を上げる。胸を大きく開き上体は起こしたまま、おしりを突き出す。太もも裏の筋肉を伸ばすよう意識。

3 指をはさむように腰を落とす

2、3を数回繰り返し、はずみがついたらつま先を下ろし、そけい部で指をはさみ込むようなイメージでひざを軽く折り曲げ、腰を落とす。2、3を10回繰り返す。

③ 1日10回のスクワットで筋肉から熱を生み出す

冷えをとるためのスクワットが、普通のスクワットと大きく異なるのは、つま先を上げる動き。この動作を加えると、足首、太ももの後ろ側、おしりなど、ふだんあまり使わない背面の筋肉「背面筋」が一気に伸びます。すると、面積の大きい背面筋を使うことでたくさんのエネルギーが使われ、熱を生み出す効果がアップ。さらに、「つま先を上げる」ことでバランスをとろうと体じゅうの筋肉に負荷がかかるため、より多くの熱を生み出すことができます。

また、同時に太い血管が集まるそけい部を刺激するので、足先までしっかり血がめぐり、熱が届くのもポイント。骨盤まわりの深層筋など、ふだんなかなか動かせない筋肉も刺激するので、たった10回でも汗がじんわりにじむほど、温め効果はかなりのものです！

 冷えとりクイズ❶ 高温サウナ or 低温サウナ、体を温めるのはどっち？ （答えはP.39） ⑤

① 冷えとりワザ

どんな方法で冷えをとるのか、その手段がシンプルにわかります。

② 冷えがとれるワケ

見出しの冷えとりワザが、なぜ効果があるのか、理論をダイジェストでまとめています。

③ 冷えとり理論

冷えとりワザで体が温まるしくみや、ポイントをくわしく解説します。

④ How to

運動やマッサージの手順、ツボの位置などイラストでわかりやすく解説しています。

⑤ 冷えとりクイズ

冷えとりに関する、意外でおもしろい事実を二択のクイズ形式で出題します。ふだん、自分はどっちを選んでいるか、振り返りながらやってみましょう。

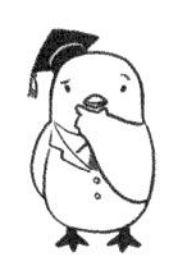

ケアをするときの注意

本書では、31人と3機関の監修による経験や研究をもとに、冷えの予防・改善に役立つケアを紹介しています。効果には個人差があり、体質によっては合わないこともあります。異常を感じたらすみやかにケアを中止し、かかりつけ医の指示に従ってください。また、通院中や妊娠中のかたは事前に医師に相談したうえで行ってください。

1章

冷えとり運動&ストレッチ

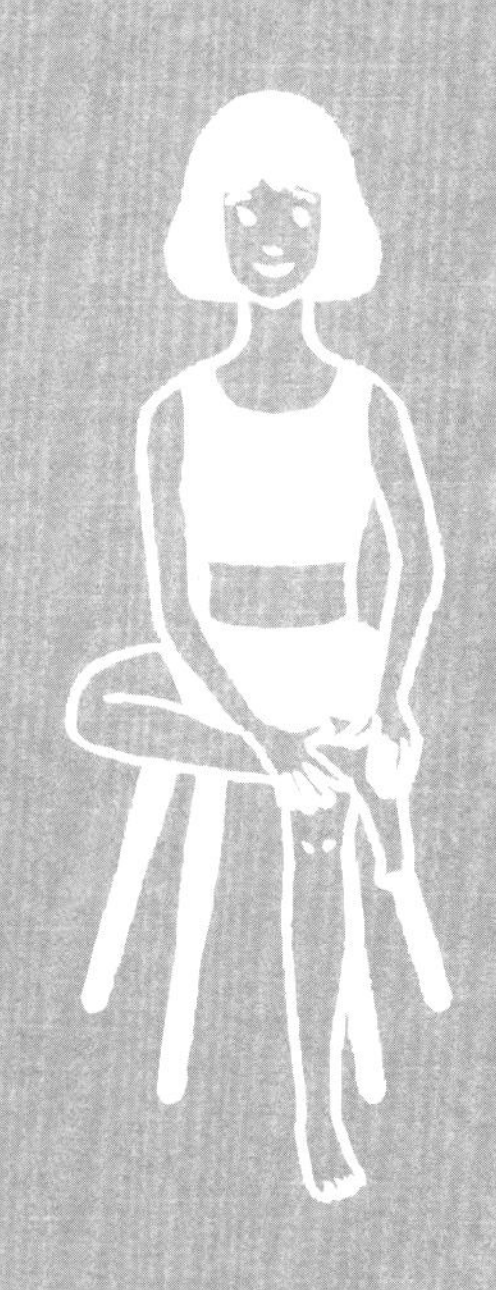

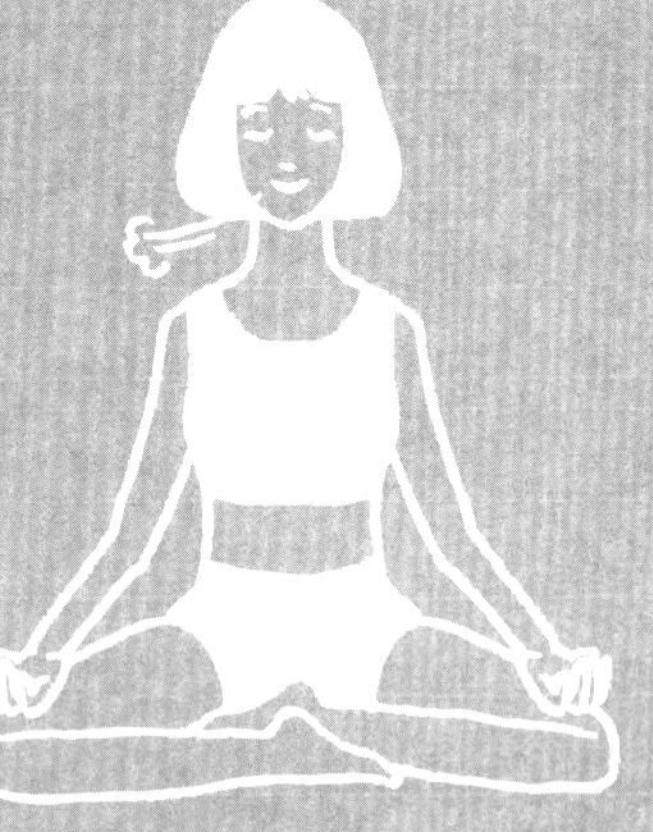

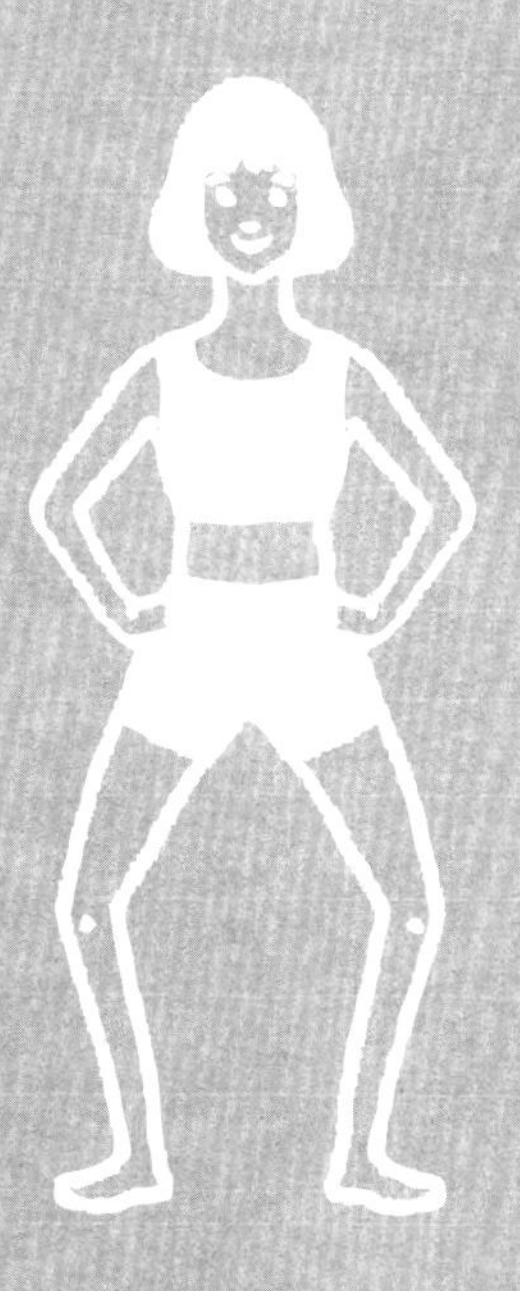

筋肉は体の発熱装置。
運動で筋肉を鍛えたり、
ストレッチでこりをほぐしたりすれば、
上手に熱を生み出す体に！
まずは気軽にはじめられそうなものからチャレンジ。
習慣的に体を動かすことが大切です。

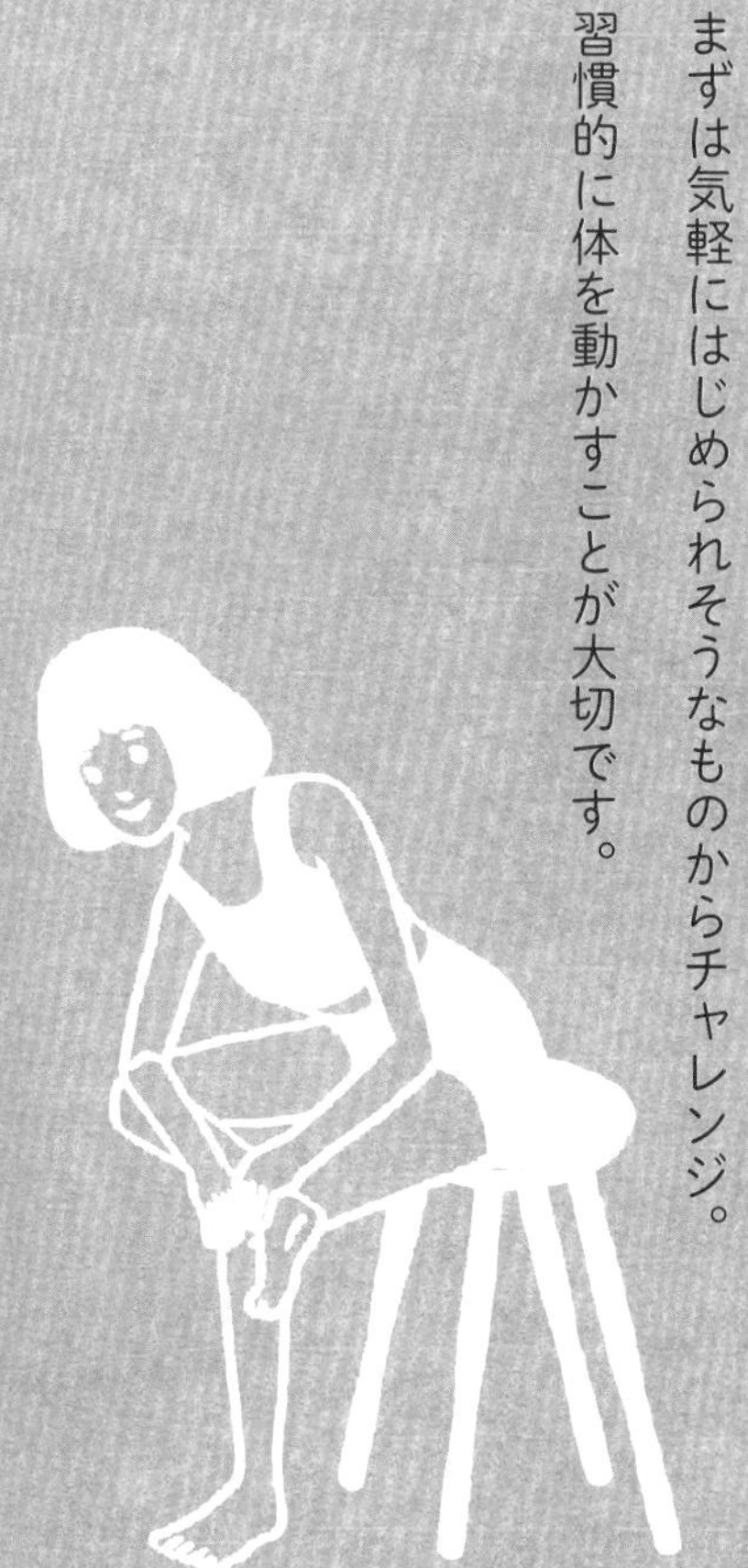

冷えとりへの道　その1

運動&ストレッチで熱を生み出す力とめぐらせる力をつくろう

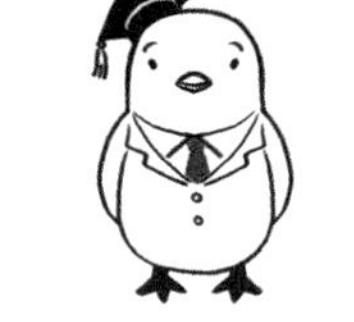

体を冷やさないためには、じつは筋力がとても重要。体の熱の約4割は、筋肉でつくり出されるからです。もともと女性は男性よりも筋肉が少なく、冷えやすい傾向にあります。そのうえ、体を動かす習慣がないと、筋肉は衰え、熱を生み出すことができず、体が温まりません。

また、体の熱は血流に乗って全身へ運ばれますが、そのときに重要な役割を果たすのが脚の筋肉。下半身にたまった血液を全身へとめぐらせるポンプの役割を果たしています。脚の筋力が弱いと、たとえ温かい血液が心臓から送り出されても、全身に血液を届けることができず、体が冷えてしまうのです。

このように、筋肉と冷えには深い関係があります。運動不足による筋力の衰えはもちろん、こりも筋肉を硬くし、機能を妨げる原因に。体を温めるには、筋肉を鍛え、ストレッチなどでこりをほぐすことが大切です。

そして、骨盤の開閉力も冷えとりの大きなカギ。女性の骨盤は本来、生理周期や1日の流れの中で開閉することで、体温を調節する役割を果たしています。ですが、日頃のクセや姿勢の悪さなどによりゆがみが生じると、開閉力が低下してしまいます。まずは、骨盤が正常に動けるよう整える。そうすることで、日中の体温を自然なリズムでアップさせることができます。

この章では、筋力を高め、こりをほぐす運動やストレッチ、骨盤の開閉力を取り戻す骨盤体操などによって冷えを改善する方法をご紹介します。運動の苦手な女性でも気軽にトライできる方法ばかり。体を動かす気持ちよさを感じながら、楽しんで取り組みましょう。

冷えとりポイント

■体内の熱の約4割は筋肉から生み出され、また、脚の筋肉は血流を全身へめぐらせる。

■だから筋肉を鍛え、こりをほぐすと、熱を生み出し、めぐらせる力がついて冷えがとれる。

■また、体温と密接なかかわりがある骨盤の開閉力を鍛えることで日中の体温を高めることができる。

「つま先上げスクワット」をする

冷えがとれるワケ

■スクワットに**つま先上げ**をプラスして
足首からおしりまでの
ふだん使わない筋肉**「背面筋」**を総動員♪

■**背面筋は面積が大きい**ので、
たくさんのエネルギーが使われることによって
より多くの**熱を生み出す。**

■太い血管が集まる**そけい部も刺激**する！

{ つま先上げスクワット }

つま先を上げ下げしながら、そけい部を刺激し、熱を生み出すスクワット。
指をそけい部ではさみ込むよう意識すると、動作がスムーズに！

指をそけい部に当てる

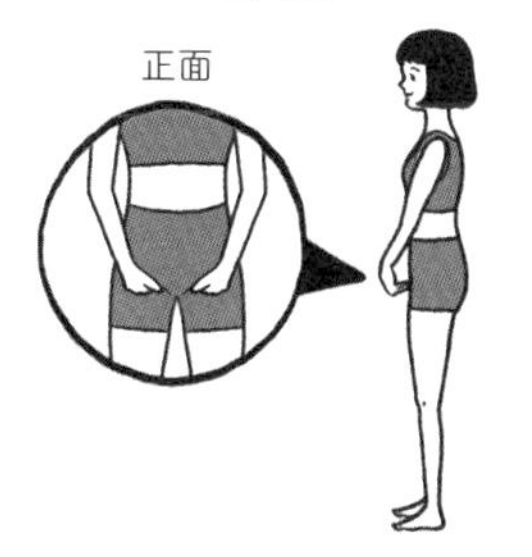

両足を腰幅くらいに開いて立つ。両手の指先を両足のそけい部（脚のつけ根）に当てる。このとき、親指は体から離れていてもOK。

つま先を上げて太もも裏の筋肉を伸ばす

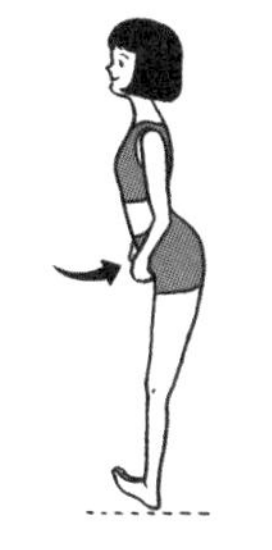

指をそけい部に押し込み、反動を生かしてつま先を上げる。胸を大きく開き上体は起こしたまま、おしりを突き出す。太もも裏の筋肉を伸ばすよう意識。

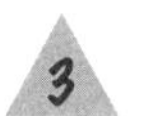

指をはさむように腰を落とす

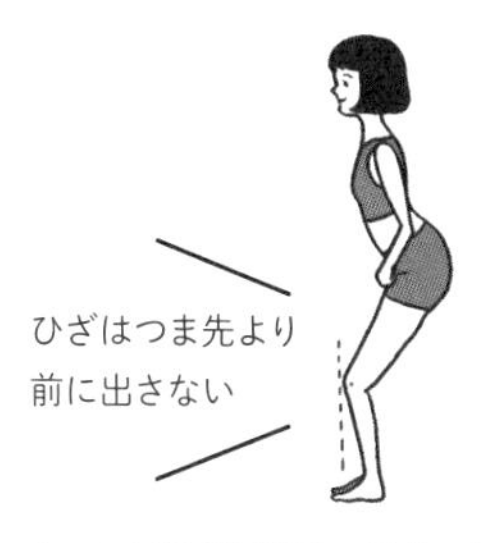

1、2を数回繰り返し、はずみがついたらつま先を下ろし、そけい部で指をはさみ込むようなイメージでひざを軽く折り曲げ、腰を落とす。2、3を10回繰り返す。

1日10回のスクワットで筋肉から熱を生み出す

冷えをとるためのスクワットが、普通のスクワットと大きく異なるのは、つま先を上げる動き。この動作を加えると、足首、太ももの後ろ側、おしりなど、ふだんあまり使わない背面の筋肉「背面筋」が一気に伸びます。すると、面積の大きい背面筋を使うことでたくさんのエネルギーが使われ、熱を生み出す効果がアップ。さらに、「つま先を上げる」ことでバランスをとろうと体じゅうの筋肉に負荷がかかるため、より多くの熱を生み出すことができます。

また、同時に太い血管が集まるそけい部を刺激するので、足先までしっかり血がめぐり、熱が届くのもポイント。骨盤まわりの深層筋など、ふだんなかなか動かせない筋肉も刺激するので、たった10回でも汗がじんわりにじむほど、温め効果はかなりのものです！

「赤筋（せっきん）スクワット」をする

冷えがとれるワケ

■「赤筋」は脂肪を燃焼してエネルギーに変えることで体の中に熱を生み出す筋肉。

■赤筋がたくさん集まっている肩甲骨を動かすスクワットで、効率よく熱を生み出す！

■つま先上げスクワット（P.36）と同様の効果も得られる。

赤筋スクワット

「つま先上げスクワット」に慣れてきたら、挑戦したいスクワット。
赤筋が集中する肩甲骨まわりを動かして、さらに温め効果アップ!

腕をみぞおちの高さに上げる

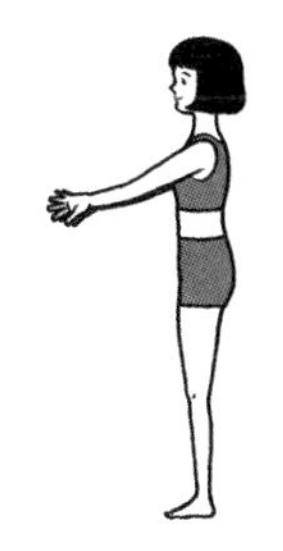

両足を腰幅くらいに開いて立つ。手がみぞおちの高さになるよう、両腕を前に伸ばし、手の甲を合わせる。

腕を後ろに回して、つま先を上げる

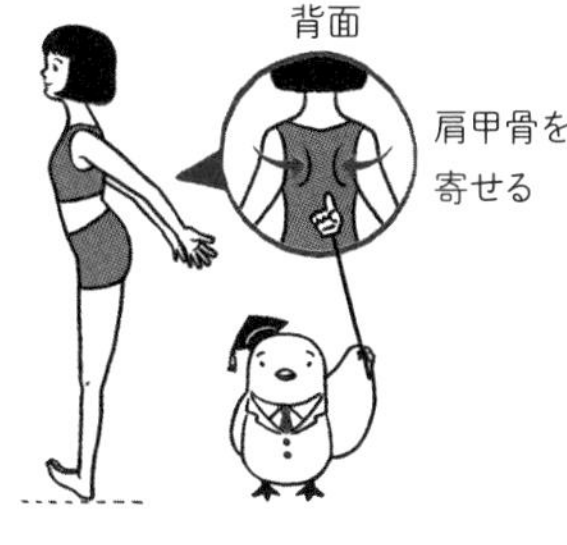

鳥が羽ばたくように腕を背中側へ回し、背面でできるだけ高く上げピンと伸ばす。手のひらが外側にくるよう、腕を回す際に手首を返すこと。肩甲骨を中央に寄せるよう意識する。

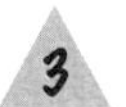

ひざをかるく折り曲げ、腰を落とす

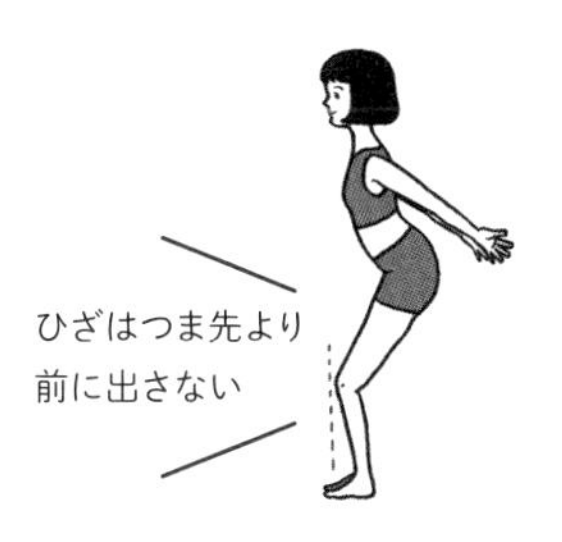

腕は2のまま、つま先を下ろす。背筋を伸ばしたままトイレの便座に座るときのようなイメージで、ひざをかるく折り曲げ、腰を落とす。1〜3で1セット。10セット繰り返す。

熱を生み出す筋肉「赤筋」に働きかけるスクワット

赤筋は血液に含まれる酸素を使って脂肪を分解することでエネルギーを産生する能力に長け、熱を生み出す体づくりには欠かせない筋肉です。特に肩甲骨まわりにたくさん集中しているのですが、日頃のデスクワークや運動不足で私たちの肩甲骨はカチカチにこり固まりがち。「赤筋スクワット」は、肩甲骨まわりを動かして刺激することで、赤筋を効率よく鍛えられるスクワットです。

基本の動きは「つま先上げスクワット」(P.36)と同様。両手でそけい部を刺激する代わりに、鳥が羽ばたくようなポーズで、肩甲骨を動かします。どちらのスクワットも慣れないと息を止めてしまいがちですが、そうすると体がこわばってしまいます。筋肉を伸ばす際に息を吐いてリラックスすることで、血流アップ効果を高めましょう。

❶の答え **低温サウナ** 高温サウナは血管を収縮させ、血めぐりが悪くなり逆効果!

足首の曲げ伸ばしをする

冷えがとれるワケ

■足首の曲げ伸ばしをすると
ふくらはぎの血管のすぐ横にある**腓腹筋**(ひふくきん)、
ヒラメ筋が鍛えられる。

■腓腹筋、ヒラメ筋を鍛えると
血液がスムーズに心臓に押し上げられ、
冷えやむくみが改善する。

■脚を上げて行うから、**体幹まで筋力アップ**!

足首の曲げ伸ばし

脚のポンプ作用を担う腓腹筋とヒラメ筋を鍛えるストレッチ。
脚を上げて行えば、太ももの前側や体幹の筋肉も同時に鍛えられます。

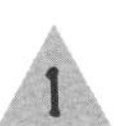

かかとを浮かせ 足首を曲げ伸ばす

左脚を伸ばし、右ひざを曲げて床に座る。息を吐きながら左脚のかかとを浮かせ、息を吸いながらつま先を手前に引く。このとき左ひざ裏やふくらはぎが床から離れないよう注意。曲げ伸ばしを10回行い、終わったら脚を入れ替える。

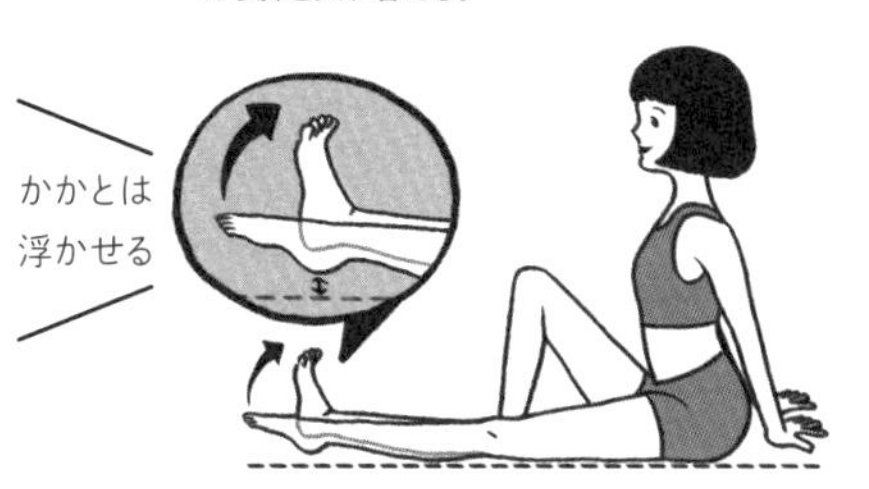

脚を一直線に上げ 足首を曲げ伸ばす

曲げた右ひざと伸ばした左ひざの高さをそろえ、左脚が一直線になるように上げる。息を吐きながらつま先を伸ばし、吸いながら手前に引く。左右のひざの高さをキープしたまま、曲げ伸ばしを10回行う。反対側も同様に。

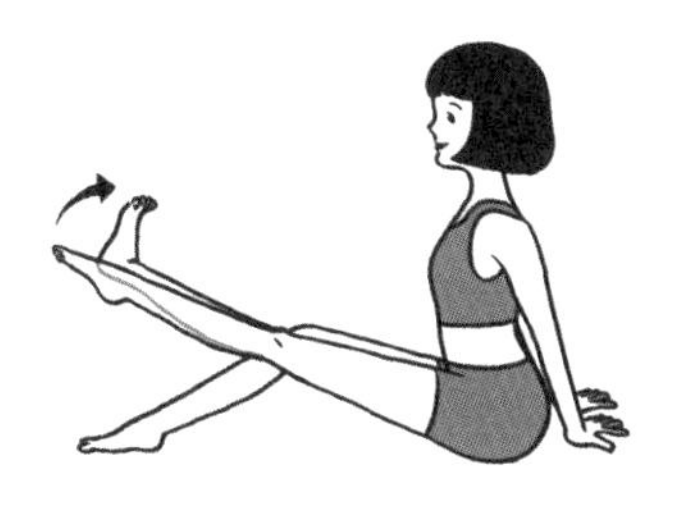

ふくらはぎのポンプ機能が血めぐり改善のカギ

心臓から送り出され、全身の細胞で使われた血液は、静脈を通って再び心臓に戻ります。このとき、ふくらはぎの筋肉が伸縮することでポンプ的な役割を果たし、心臓に血液を押し戻しています。ところが、運動不足などで筋肉が衰えていると血液をうまく押し戻せず、血液循環が低下。冷たく汚れた血が末端に滞り、冷えてしまいます。

これを解消するために効果的なのが「足首の曲げ伸ばし」です。ふくらはぎの血管のすぐ横にある腓腹筋、ヒラメ筋を鍛えることで血液がスムーズに心臓に押し上げられるようになり、冷えやむくみを改善します。

また、全身の血めぐりをよくするには体幹の筋肉も重要です。「足首の曲げ伸ばし」を、脚を上げて行うと、体幹もいっしょに鍛えられます。

下半身型冷え症は「おしりストレッチ」をする

冷えがとれるワケ

■おしりの内部にある梨状筋（りじょうきん）がこると、その下の座骨神経が圧迫される。

■座骨神経は脚の血流をつかさどるので、圧迫されると下半身が「冷えのぼせ」に。

■梨状筋に沿った3つのツボを刺激するストレッチでこりをほぐし、下半身の血流を改善する♪

Check!

おしりのこりをチェック

おしり内部の梨状筋が硬くなっていると、下半身の血流が悪化し、下半身型冷え症の原因に。
椅子に座るだけの簡単な診断で、こりをチェックしましょう。

この座り方でおしりが痛い人は梨状筋が硬くなっているかも

梨状筋

座骨神経

脚の血流をつかさどる交感神経を含んでいる座骨神経は、梨状筋の下を通っている。梨状筋はおしりの奥にある筋肉で、硬くなると座骨神経を圧迫する。

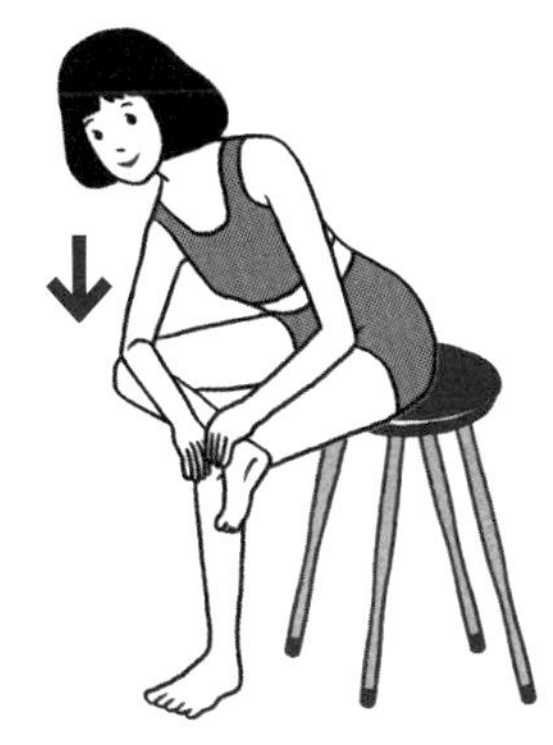

椅子に座り、片脚を反対側のひざに乗せる。上げた脚のくるぶしを押さえ、ひじでひざを押し下げる。上げた脚側のおしりに痛みやつっぱりがあれば硬くなっている証拠。

おしりのこりで冷えるって知ってた!?

おしりの内部には「梨状筋」があり、その下には脚の血流をつかさどる交感神経を含む「座骨神経」が通っています。

座骨神経は人体の中でももっとも太く長い末梢神経ですが、ささいなことで影響を受けやすく、梨状筋が硬くなるとすぐに圧迫されます。座骨神経が圧迫されると脚の血管が収縮し、下半身の血流が低下することに。すると、押し出された血液は上半身に集まり、下半身は冷えているのに上半身がほてってしまう「冷えのぼせ」を引き起こすことがあります。

下半身型冷え症の原因となる梨状筋のこりをほぐすには、ストレッチと、筋肉に直接作用するツボを刺激するのが効果的。梨状筋に沿った3つのツボを、軟式野球ボールやソフトボールを使って刺激することで、下半身の血流がぐんとよくなります。

{ おしりストレッチ }

梨状筋の硬さチェックをするためのポーズを繰り返し行えば、筋肉をほぐすストレッチに。

最後に足指のストレッチで血行を促進しましょう。

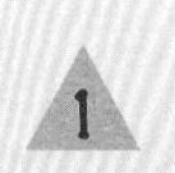

片脚をもう片方のひざに乗せる

安定のいい椅子に座り、片脚をもう片方のひざの上に乗せる。上げた脚と反対側の手で、上げた脚のくるぶしあたりを、軽くおさえる。

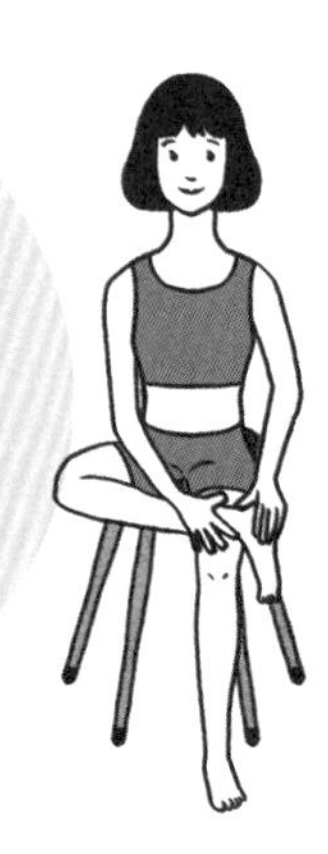

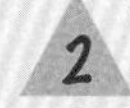

上げた脚のひざを下にさげる

上げた脚のひざを同じ側のひじで押し、上体を前に傾けながらゆっくりと下に下げる。そのまま5秒数えたら力を抜いて上体を起こす。これを5回繰り返す。

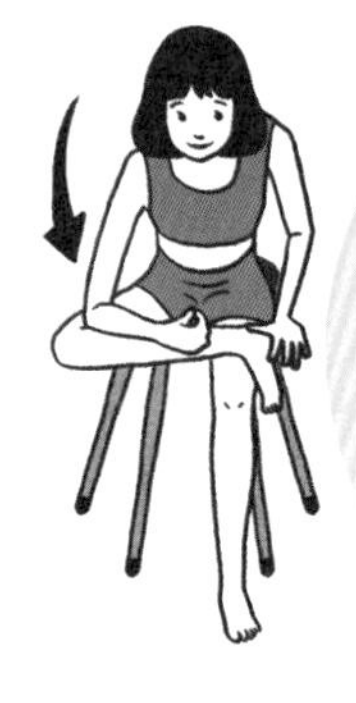

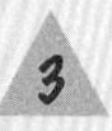

足指をストレッチする

上げた足の指先を反対側の手で足裏からおおうようにつかむ。足の指先全体を曲げて5秒、ぱっと手を離して5秒数える。これを5回繰り返し、反対側も同様に行う。

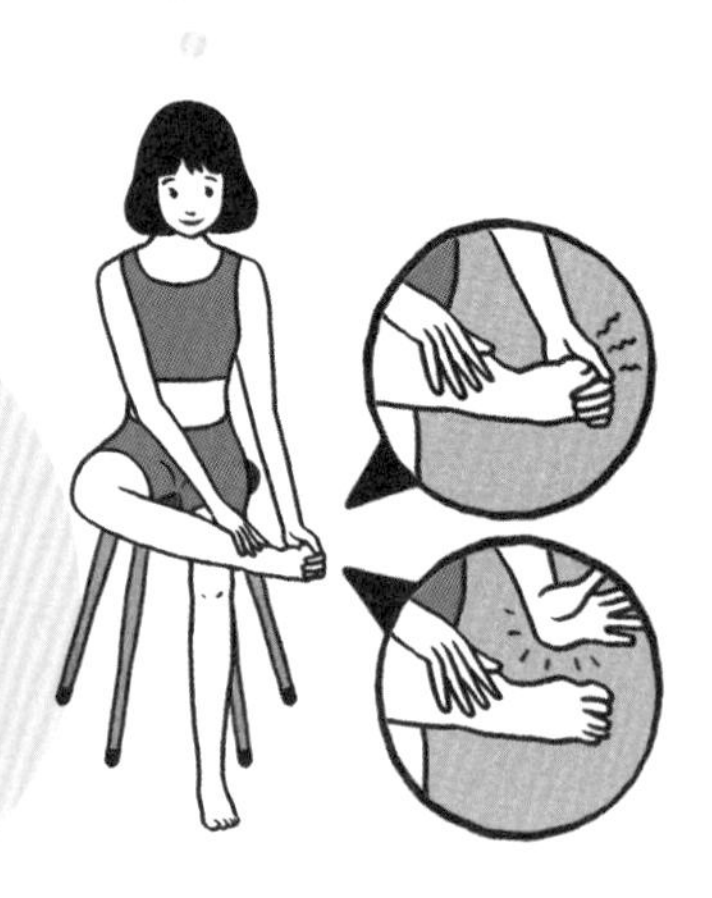

梨状筋のこりをとるツボ刺激

梨状筋に沿った3つのツボを刺激し、血流アップ。
使うボールはソフトボールか軟式野球ボール。どちらが向いているかは、
使う場所や体型によって異なるので、試してみて決めましょう。

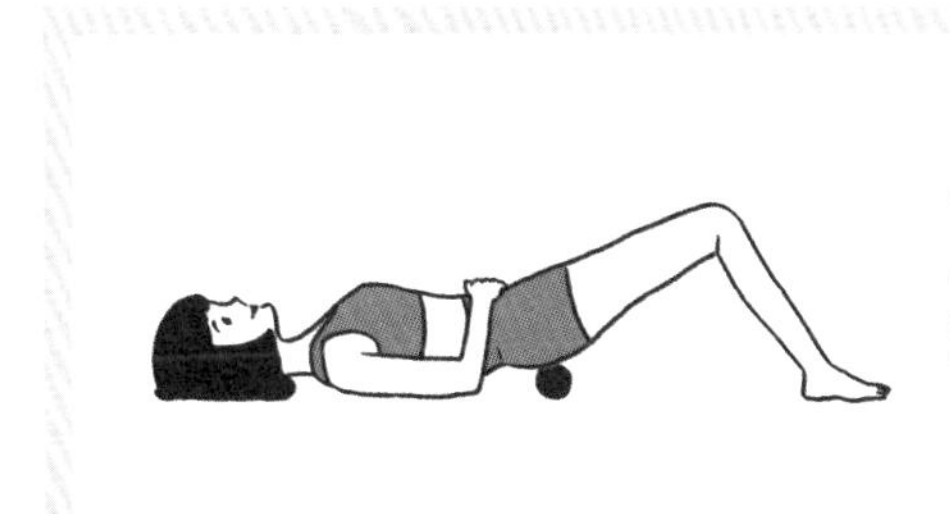

ツボを刺激する

床にあおむけに寝て、ひざを曲げる。ボールを腰からおしりのあたりに入れ、左図を参考におしりでボールを転がしながらツボを探す。痛みを感じたところがツボ。ボールを押し当てるだけで、腰を動かして床に押し付けたりしないこと。1つのツボにつき30秒ほどが目安。左右同様に刺激して。やりすぎは禁物。

このツボを刺激

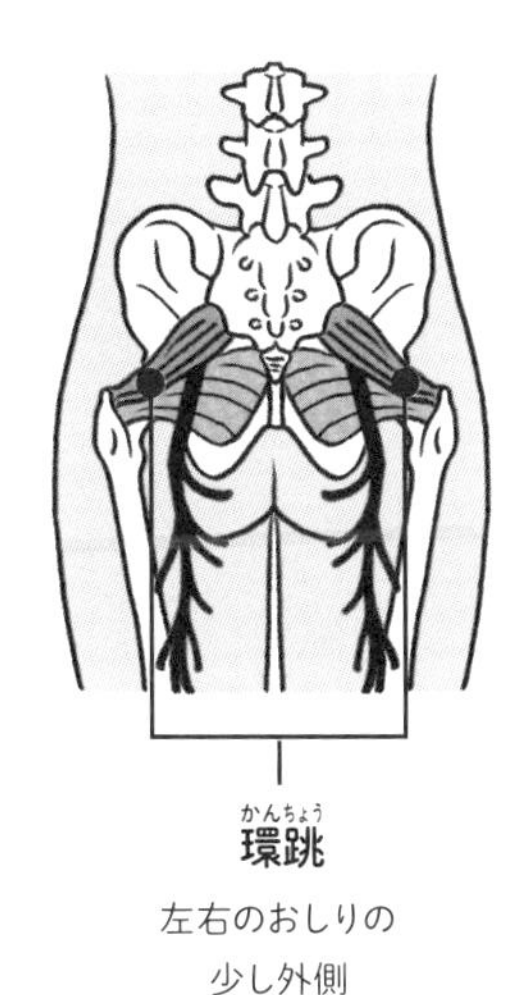

環跳（かんちょう）

左右のおしりの
少し外側

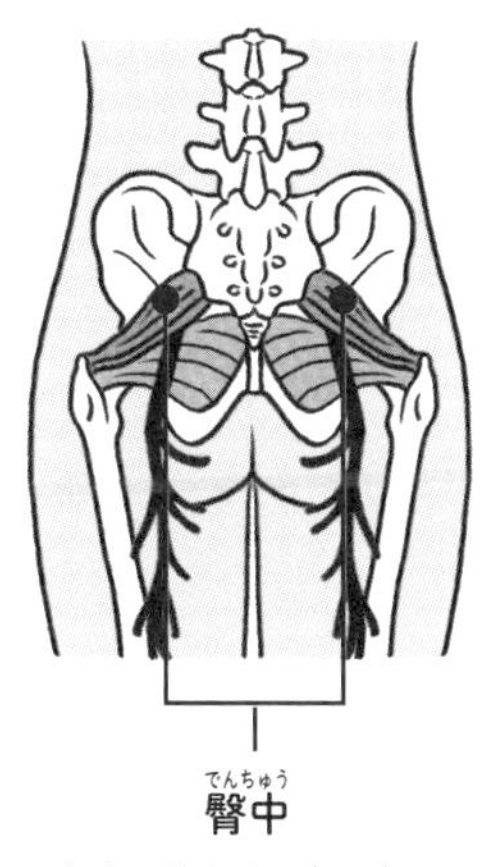

臀中（でんちゅう）

左右のおしりの真ん中に
あるくぼみのあたり

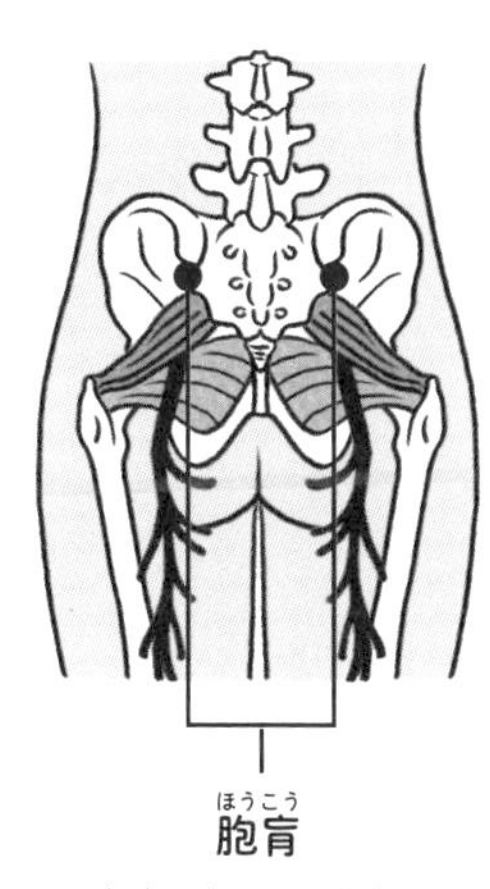

胞肓（ほうこう）

左右のおしりの上部、
少し内側

骨盤の開閉をスムーズにする

冷えがとれるワケ

■骨盤の開閉がスムーズになると、体温調節をする第4腰椎(ようつい)が正常に動き、体温がほどよい高さで保たれる。

■骨盤がきちんと閉まると、体を活動モードにする交感神経が働き、日中の体温が上昇！

■朝は「引き締め」、夜は「緩め」の骨盤体操で、骨盤本来の開閉力を取り戻す。

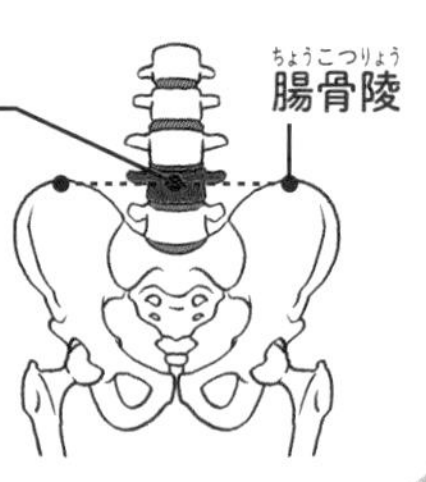

第4腰椎

おしりを真ん中から上にたどると腰のあたりでぐりぐりと当たる左右の骨・腸骨陵を結んだ位置にある背骨。

Check!

骨盤のゆがみをチェック

骨盤がゆがむと開閉力も低下。
上半身をひねるだけの簡単な動作でゆがみをチェックしましょう。

**ひねりにくい方向があったら
骨盤がゆがんでいるかも!**

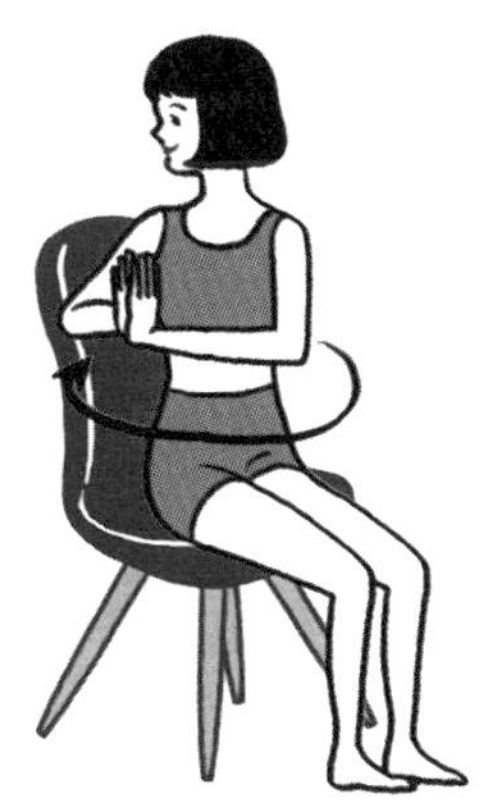
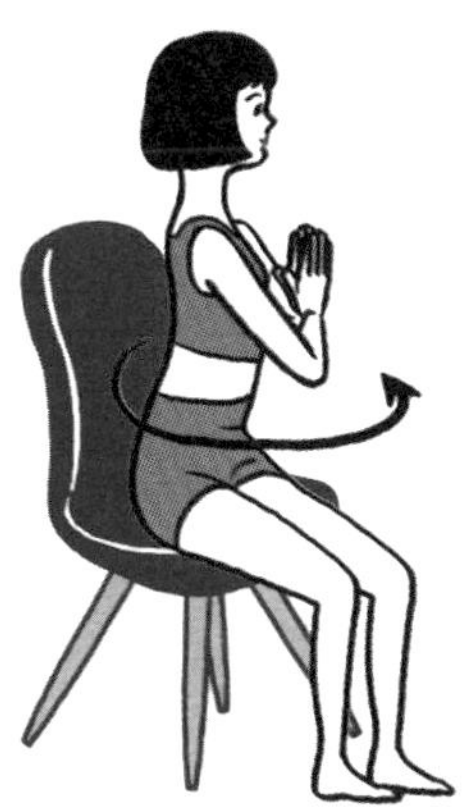

椅子に座って胸の前で両手を合わせる。両手の高さをキープしたまま上半身を左右にひねる。ひねりにくい方向があれば、骨盤がゆがんで、しなやかさを失っている証拠。

あなたの骨盤は大丈夫?
骨盤の開閉力と体温のふか~い関係

女性の骨盤は生理周期によって開閉を繰り返すため、本来とてもしなやかに動くようにできています。1日の中でも開閉し、日中は骨盤が閉まることで交感神経が働いて活動モードを促し、体温は上昇します。

ところが、足を組んだり、ほおづえをつくなど、日常のクセで骨盤がゆがむと、開閉力が低下。これにより骨盤の開閉と連動し、体温調節と深いかかわりがある第4腰椎の周囲もこり固まってしまいます。

骨盤がスムーズに開閉するようになれば、日中の体温もスムーズに上昇。第4腰椎も正常に動き、ほどよい体温が保てます。朝は、引き締め体操で骨盤を閉めてぽかぽかに、夜は、緩める体操で日中ゆがんだ骨盤を整えて、開閉力を取り戻しましょう。

冷えとりクイズ❷ 口呼吸 or 鼻呼吸、体を温めるのはどっち? (答えは P.49)

{ 朝の骨盤引き締め体操 }

骨盤が閉まると交感神経が働いて、第４腰椎の動きもアップ。
１日の始まりに骨盤引き締め体操を行って、冷えにくい体へ！

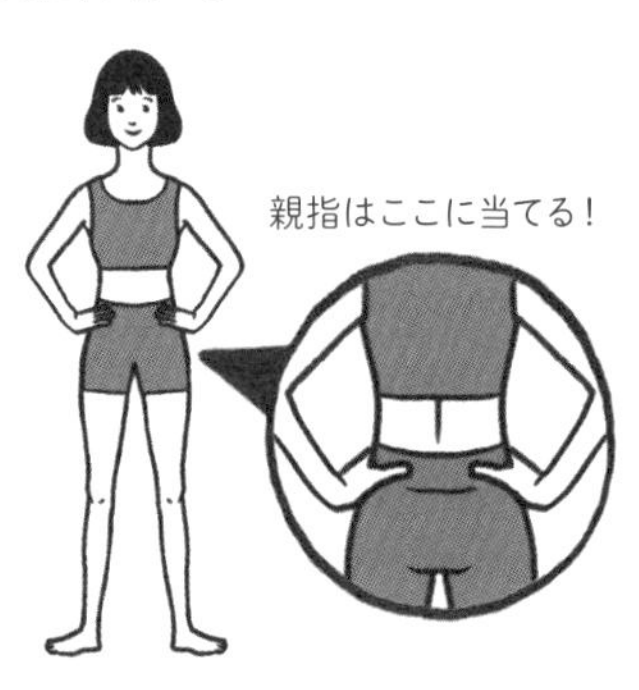

1 足を腰幅に開き手を腰に当てる

足は腰幅に開き、左右のつま先を外側に45度開く。両手を腰骨の上に乗せるように当て、親指は背中側に。ウエストをギュッと絞るように力を入れる。

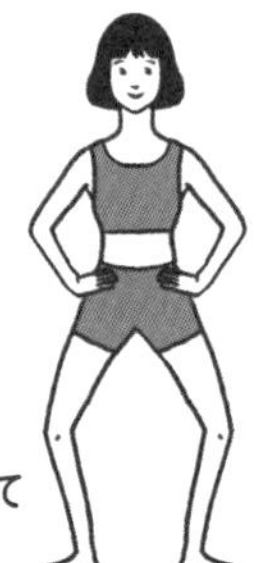

2 ひざを曲げて腰を落とす

胸を張って背すじを伸ばし、ひざを曲げて腰を落として、おしりを後ろに突き出す。あごを引き、上半身が前かがみにならないように。

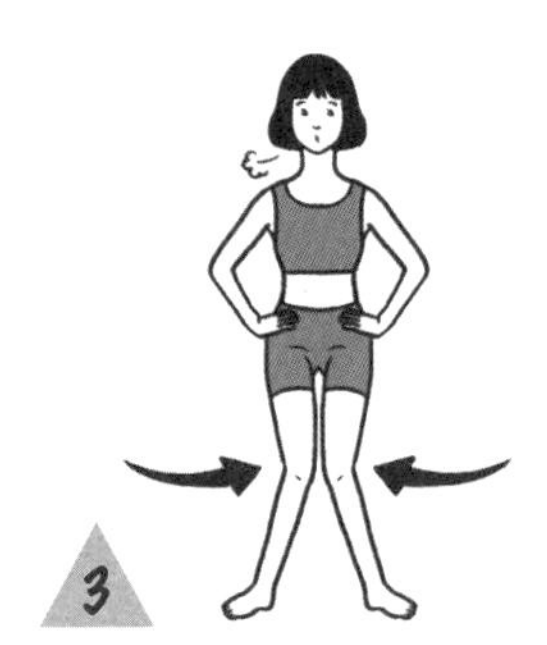

3 息を吐きながら両ひざを寄せる

2の姿勢のまま、口から息を吐きつつ、左右のひざを寄せて骨盤を閉める。骨盤に当てた親指に力を入れ、骨盤が閉まるのをサポート。

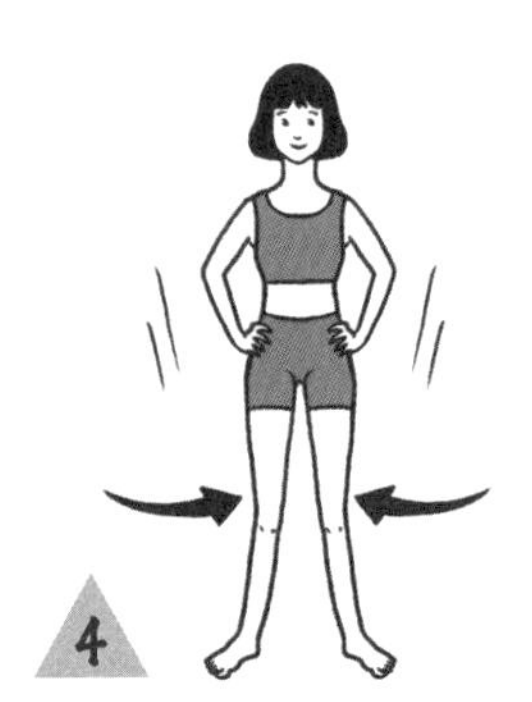

4 ひざを寄せたままゆっくり上体を上げる

息を吐ききったら、息を止めつつ、力を入れたまま両ひざを寄せるようにゆっくり上体を上げる。その間も、親指の力は緩めないこと。

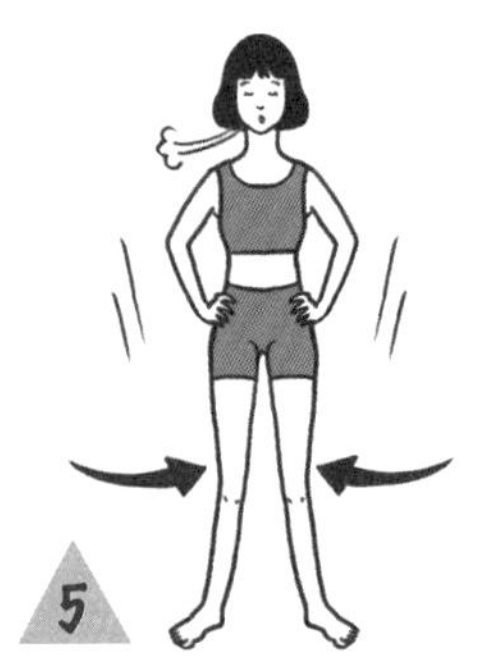

5 親指とひざに力を入れたまま3回深呼吸

親指とひざの力を抜かずに骨盤を閉めた状態でゆっくり3回深呼吸。息を吸いながら徐々にひざの力を抜いていく。2～5を3回行う。

夜の骨盤緩め体操

就寝時に骨盤を緩めてニュートラルな状態に整えます。
そのまま眠れるように、寝る直前にふとんやベッドの上で行いましょう。

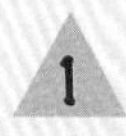

あおむけになる

ふとんやベッドの上にあおむけに寝転び、体の力を抜いてリラックス。2、3の動作で両腕を真上に伸ばすので、頭の上にスペースを確保しておく。

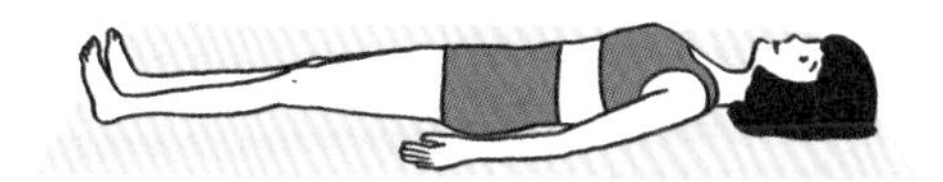

2

手を真上に伸ばして両脚を広げ、息を吸いながら腰を反らせる

東洋医学で第4腰椎につながっていると言われている両手の人さし指に力をこめて真上に伸ばし、両脚を大きく開く。次に鼻から息を吸いながら、腰をぐっと反らして第4腰椎と骨盤を刺激する。

人さし指をしっかり伸ばして
第4腰椎を刺激！

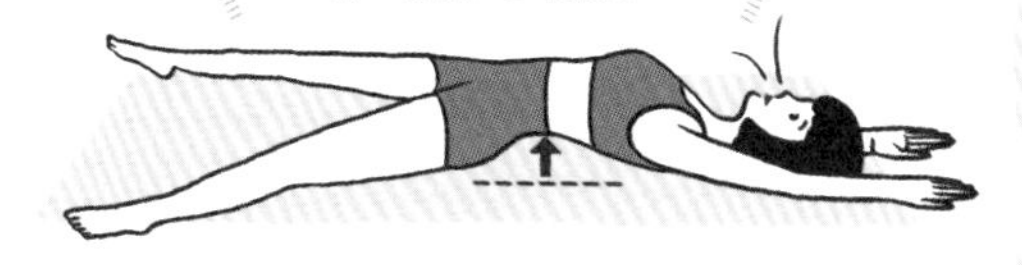

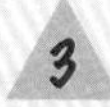

息を吐きながら全身の力を抜く

鼻から息を吸いきったら、口から息をゆっくりと吐き、全身の力を抜く。力が加わっていた第4腰椎と骨盤が緩み、柔軟性が高まる。1回行い、そのまま眠りにつく。

骨盤をしっかり緩めるには
息を吐きながら力を抜いて

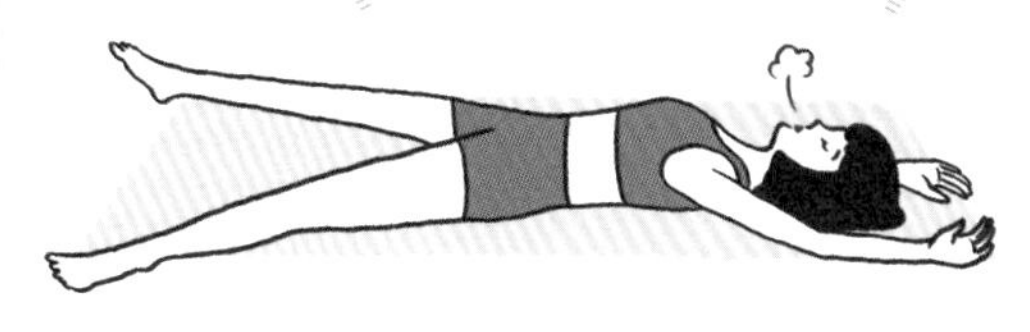

❷の答え **鼻呼吸** 鼻から入った冷たい空気は、鼻腔で温められてから体内に送り込まれる。

「血行促進ヨガ」をする

冷えがとれるワケ

■ゆったりと体を動かすヨガで心身をリラックスさせ、血めぐりを促進。

■腕の上げ下ろしをプラスして、さらに血流アップ。

■ゆっくりと呼吸をしながらやることで、自律神経が整い、血めぐり効果が倍増！

血行促進ヨガ

頭の上でひじを引き寄せる「牛の顔のポーズ」で血行を促進。
ゆっくりと呼吸をしながら行うことで、さらに効果がアップします。

あぐらをかき肩の力を抜く

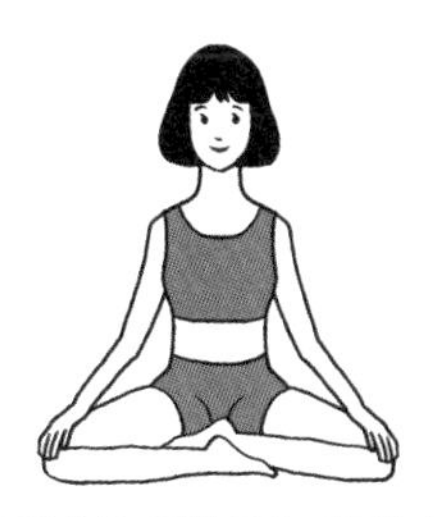

あぐらをかいて床に座る。両手は太ももの上に置く。肩の力を抜いて体をリラックスさせる。

頭上でひじを引き寄せる「牛の顔のポーズ」に

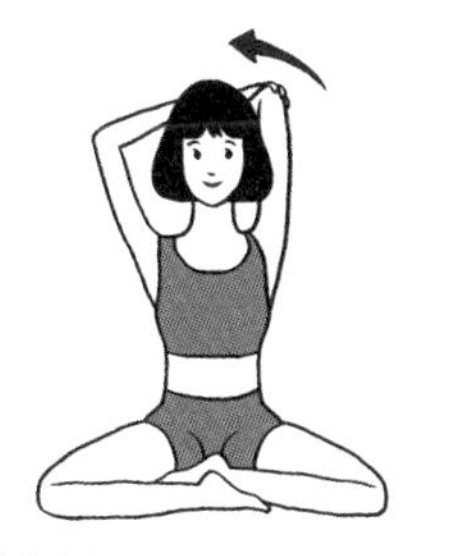

左腕をまっすぐ頭上に伸ばし、ゆっくりとひじを曲げる。このとき手が頭の後ろにくるように。右手で左ひじをつかみ、ぐーっと引き寄せて、ゆっくり5呼吸。

目を閉じてゆっくりとした呼吸を感じる

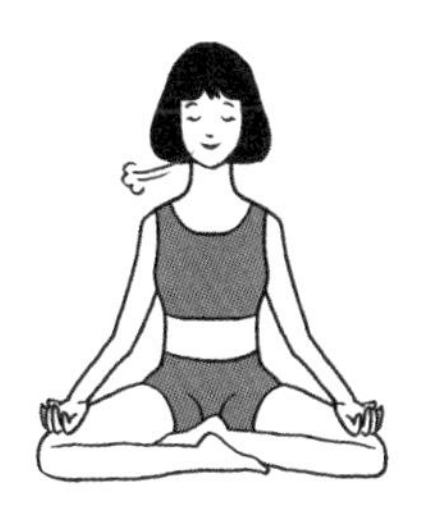

1、2を反対側も同様に行う。終わったらゆっくりと目を閉じる。全身に血がめぐるのを意識しながら、呼吸がゆっくりとしたリズムになるのを感じて。1回でOK。

呼吸に合わせたスローな動きで、じんわり血流アップ

人はストレスがたまると、自律神経のうち、活動モードである交感神経が昼夜問わず優位になります。日中優位なぶんには良いのですが、夜までずっと優位なままだと、睡眠の質が低下するなど、さまざまな要因で血流が悪くなり、体が冷えてしまいます。

ヨガでゆったり体を動かせば、心身ともに深いリラックス状態に。休息モードである副交感神経が優位になって血流がよくなり、体がぽかぽかと温まります。腕を上下する動作を加えれば血流がさらにアップ！　肩こりや姿勢の改善にも効果的です。

また、ヨガに欠かせないのが呼吸です。体のすみずみまで血流が行き渡るのを意識し、ゆっくり呼吸をしながら行えば、自律神経が整い、より効果が高まります。体を締めつけないゆったりとした格好で行いましょう。

2章

冷えとり マッサージ& 血めぐりケア

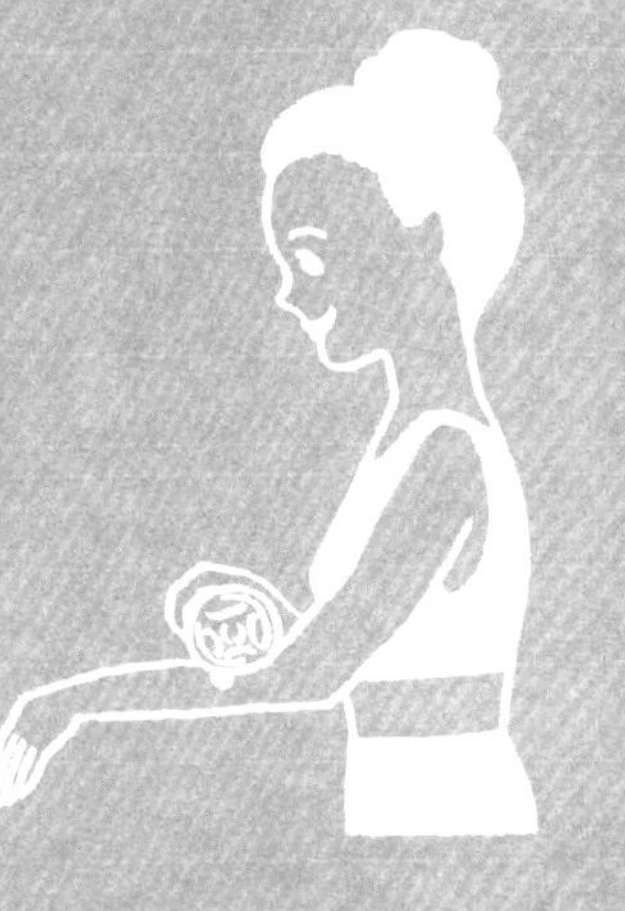

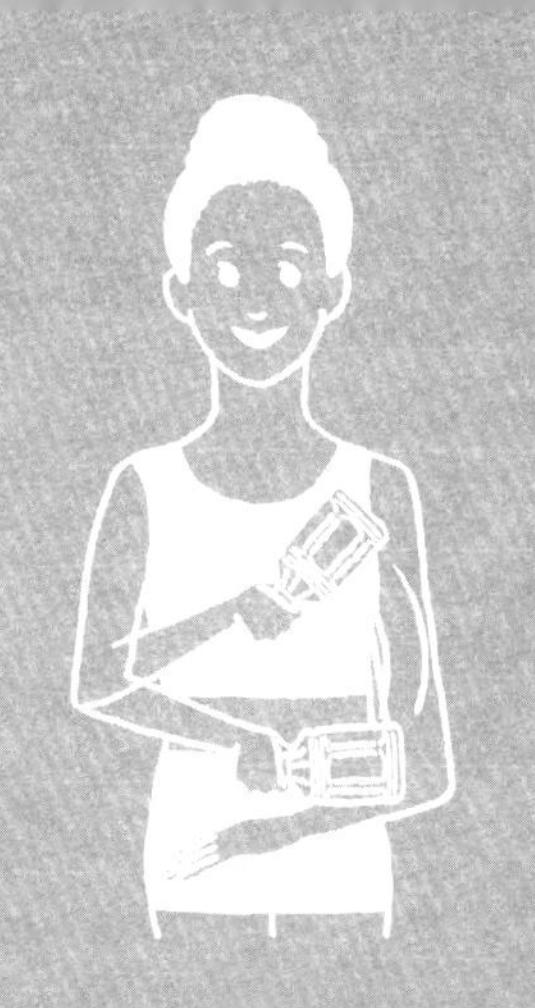

熱を体じゅうに運ぶのは血流。
老廃物や冷えによって血流が滞ると、
冷えがますます進むことに……。
簡単なマッサージのほか、
入浴法やお灸などの血めぐりケアで
血流を改善し、全身に熱を届けましょう。

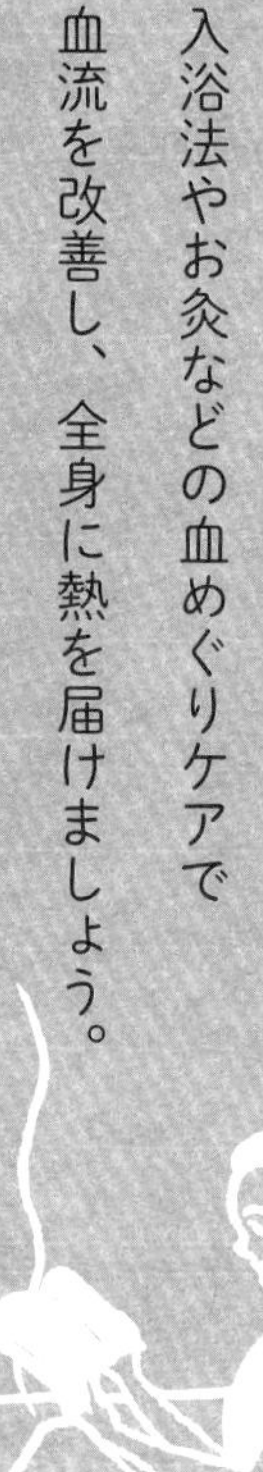

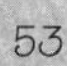

冷えとりへの道　その2

体に熱を運ぶのは血。マッサージや入浴術などで血めぐりを整えよう

血液には、酸素や栄養分とともに、熱を全身に運ぶ働きがあります。血液循環が悪くなっていると、手や脚などの末梢神経まで血をしっかりめぐらせることができず、冷えの大きな原因に。冷えとりには、血管や血流の問題を解消し、血めぐりを滞らないようにすることが、とっても大切なのです。

そんな血流ケアに効果的なのが、マッサージ。特に冷えやすい手足の指先などの末端や、毛細血管が通う耳たぶ、リンパが集中している胸のまわりなど、全身を温めるうえでポイントとなる体の部位をマッサージすれば、効率的に血流を整えることができます。

また、体のどこか一部が冷えると、血管が体の熱を逃すまいとして収縮し、血流を滞らせる原因に。すると、熱が体に行き渡らなくなるため、全身がますます冷えて、さらに血管が収縮し……と悪循環に陥ります。

体が冷えることで起こる血流の滞りは、体を温め、血管を開かせることで解消できます。ここで注目したいのが、バスタイム。入浴剤を入れたり、足湯&腰湯

で効率よく温めましょう。また、首まわりなど、短時間で熱が伝わるポイントを蒸しタオルで温めたり、カイロを貼る位置を工夫するだけでも、高い温め効果が得られます。

さらに、短時間で効果を得たい場合は、温めの「ツボ」をおさえるのがカギ！　民間療法として古くから用いられているお灸を血行促進のツボに据えたり、ペットボトルとお湯で簡単にできる温灸でツボに熱刺激を加えることで、血めぐりを整え、冷えによる不調を改善します。

冷えとりポイント

- ■体の熱は血流に乗って全身に運ばれる。
- ■マッサージで血流を整えて、熱を運ぶ手助けをする。
- ■血流は冷えると滞る。
- ■入浴やお灸などの温熱の力で、血流の滞りを解消する。

「ゴースト血管ケア」をする

冷えがとれるワケ

■**毛細血管**は生活習慣や加齢などで傷つき、
血が通わなくなって「**ゴースト化**」する！

■**血液が行き届きにくい指先や耳たぶ**を
こまめにマッサージすることで、
血管の「ゴースト化」は防げる。

■毛細血管の血流がよくなると
太い血管の血流もスムーズになって、
全身の血行改善につながる♪

{ ゴースト血管ケア }

流れの滞りやすい耳や、冷えやすい指先をこまめにマッサージ。
足の指も動かして、末端まで血液を行き渡らせましょう。

耳マッサージ

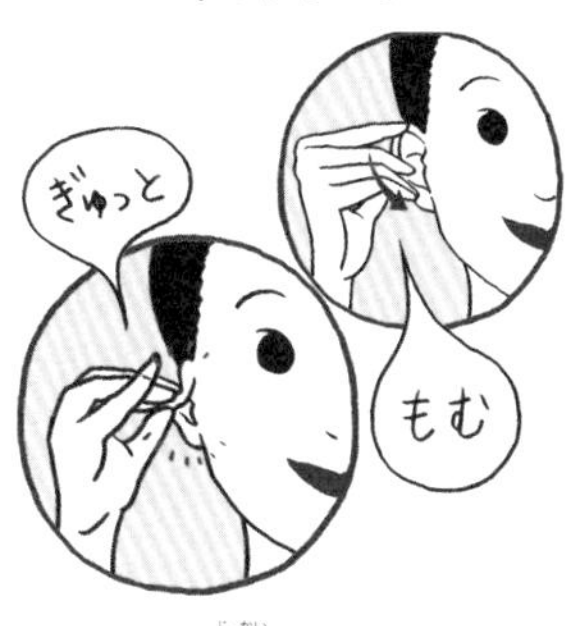

上側の縁（耳介）をつまんで、もみほぐし、そのまま耳たぶまでもんでいく。次に、親指、人さし指、中指で耳を折りたたむようにぎゅっとつまむ。そのとき、上側の縁もいっしょに押す。左右1分程度ずつ行う。

爪もみ&指マッサージ

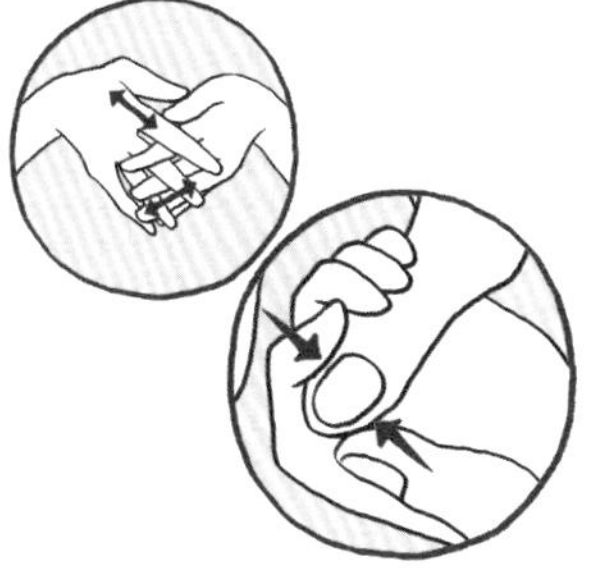

親指と人さし指で、逆の手の指の爪の両側をはさみ、かるく押すようにもむ。指を組み、指のつけ根をこすり合わせて血流を止めたり流したりマッサージするのも効果的。目安は各1分程度。

足指じゃんけん

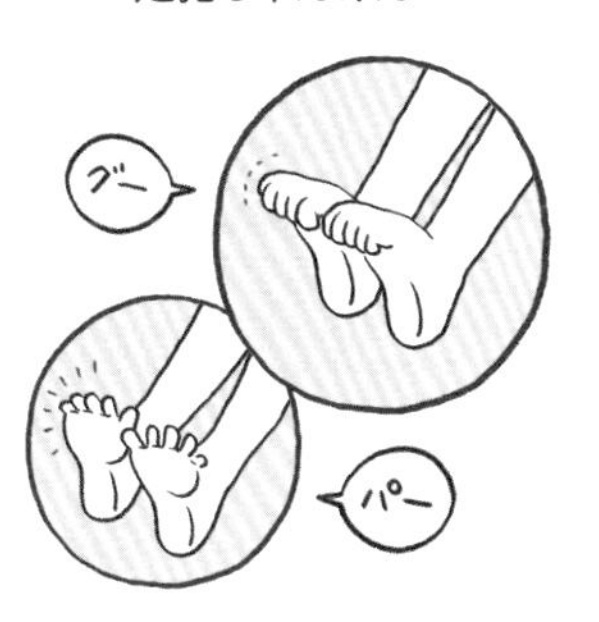

素足の状態で座り、足指をグーのようにぎゅっと縮めたり、パーのようにぱっと開いたりを1分程度繰り返す。開いたり閉じたりすることで、末梢の血流が活発に。

手や足の指先を刺激して末端の血流をアップさせる

人間の体に張りめぐらされている血管のうち、99%を占める毛細血管は、細さ100分の1㎜と極細。不規則な生活や加齢などによりダメージを受けると、血流が衰え、血管の形だけを残した「ゴースト血管」になり、やがて消失してしまいます。

血管が「ゴースト化」し、熱や物質を運ぶ血液が末端に行き届かなくなると、手足の冷えの原因に。さらにそのまま冷えを放置すると、ゴースト血管が増えて全身が冷えてしまいます。

ゴースト化を抑制するには末梢の血流をよくすることが大切です。心臓から遠く、血液が届きにくい指先や耳たぶなど、末端部分をこまめにマッサージしましょう。末端部分の血流が回復すれば、毛細血管につながる太い血管の血流もスムーズになり、全身の血行改善につながります。

冷えとりクイズ❸ 電車で立つ or 座る、体を温めるのはどっち？（答えは P.59）

「冷えとり指ヨガ」をする

冷えがとれるワケ

■**手指は全身の各部位と密接に関係**している。

■背骨に対応する**中指**を指ヨガで刺激すると、自律神経にアプローチして**内臓全体の働きが高まり**、血めぐりがよくなる。

■両脚に対応する**親指と小指**を指ヨガで刺激すると、**下半身の冷え改善**につながる。

冷えとり指ヨガ

指ヨガをする際は中指（左・右）、親指（左・右）、小指（左・右）の順番で。
動作の前に大きく息を吸い、しっかり吐きながら行おう。

指の関節を回す

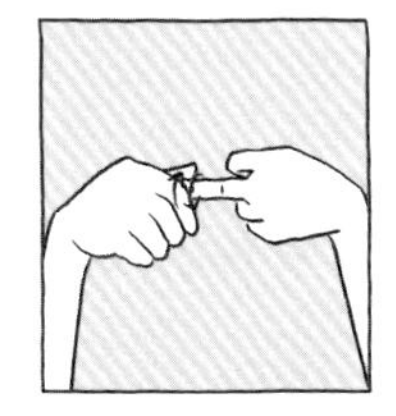

左手の中指を伸ばす。第一関節を右手でつまみ、左右にぐりぐりと20回ひねって関節のまわりをほぐす。

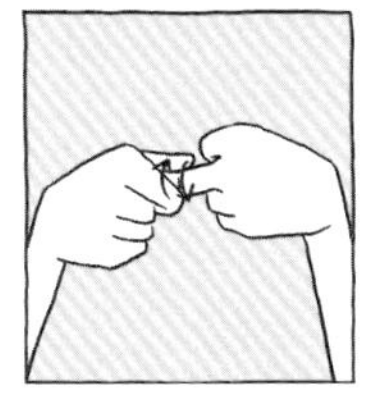

中指の第二関節も同様につまみ、20回ひねって、こりをほぐす。息をしっかり吐きながら行う。

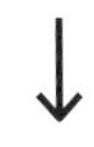

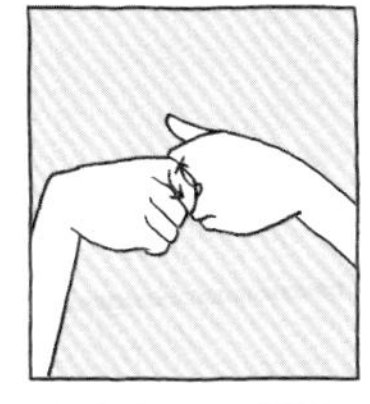

続いて、中指のつけ根をつまみ、第一関節、第二関節と同じようにぐりぐりと20回ひねりながらほぐす。

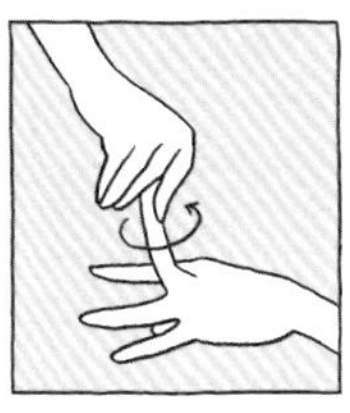

中指の先をつまんで、つけ根からゆっくりと大きく20回回す。手のひらを机などに置いて行うと回しやすい。

指をひっぱる

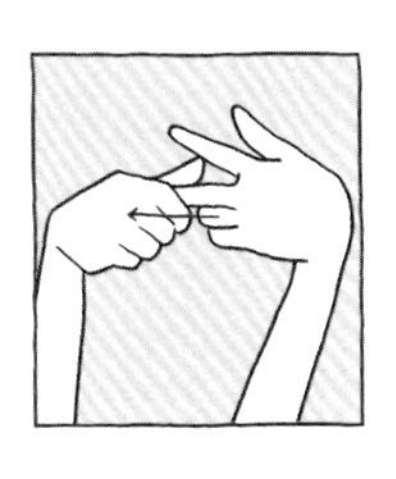

右の指で左手の中指をつかむ。指先の方向へ伸ばすように1回ひっぱり、引き抜くように右手をぱっと離す。

指をこする

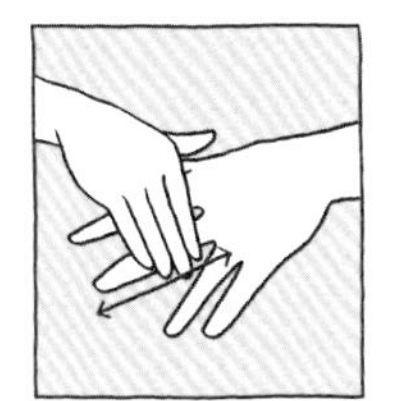

右手の指先で、左手の中指のつけ根から指先までを10往復こする。

指を反らせる

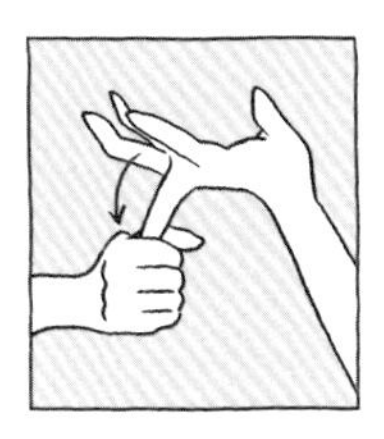

左手の手のひらを上に向け、右手の指で中指の指先をつかんで、左手を手首ごと反らす。これを3回繰り返す。

指を丸める

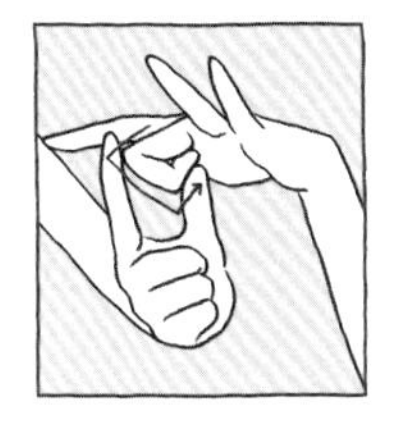

左の手のひらを下に向け、右手の指で中指を折り込むようにぎゅっと丸める。3回繰り返し、右手も同様に行う。
1～5を親指、小指でも行う。

❸の答え　立つ　姿勢を保つ筋肉が鍛えられ、熱を生み出す。

「ぽかぽかごま油マッサージ」をする

冷えがとれるワケ

■インドの伝統医学アーユルヴェーダでは、「白ごま油」を体に塗ると**体内の毒素が排出され**血液の循環がよくなるとされる。

■**夜の入浴前**に行えば、日中、**頭に上った血液**が下り、脚からぽかぽかに♪

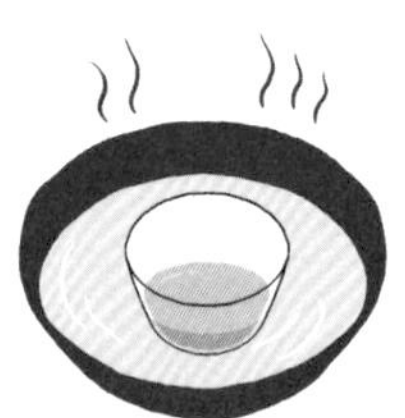

マッサージには湯せんした白ごま油

小さめの容器に1回分（大さじ1杯程度）を入れ、お湯をはったボウルなどで湯せんし、人肌に温め、その都度手にとって使う。

{ ぽかぽかごま油マッサージ }

白ごま油とは、「太白ごま油」「純白ごま油」として市販されているもの。

一般的な茶色のごま油と違い透明に近い色をしており、香りもありません。

皮膚が弱い人や肌にトラブルがある人は、薬局で購入できる無香料のオリーブ油で代用しましょう。
※マッサージの後は、ぬらしたタオルなどで油を軽く拭き取ります。

1 ふくらはぎ

両手でふくらはぎを包み、かるく力を入れて足首へさすり下ろし、ひざへさすり上げる。これを10往復行う。

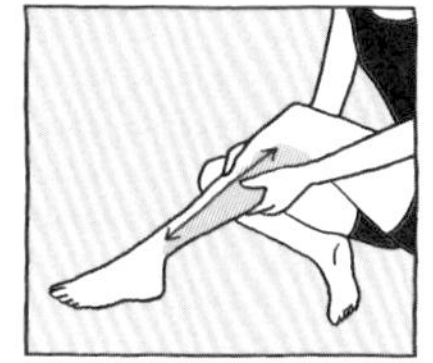

2 足首

両手で足首を包み込むように持ち、円を描くように足首のまわりをくるくるとさする。これを10回転行う。

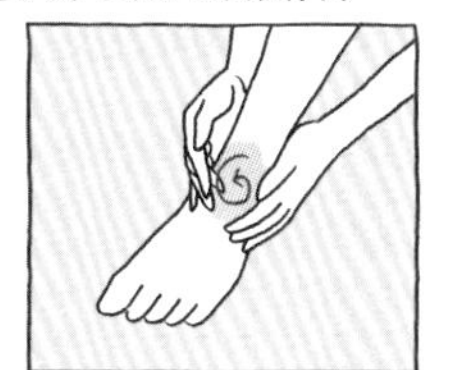

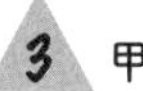

3 甲

片手の手のひらで足の甲を包み込み、手のひらを密着させて足首あたりから指先までを上下に10往復さする。

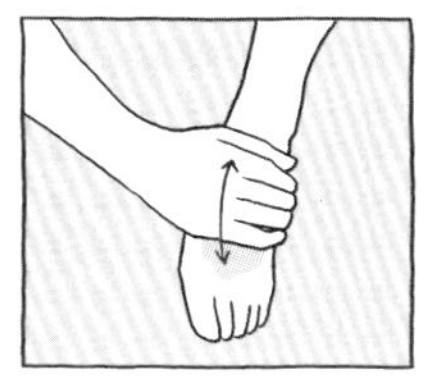

4 指

両手の親指で足指のつけ根からつめの先までやさしく上下にさする。親指から小指まで1本ずつ、各10回行う。

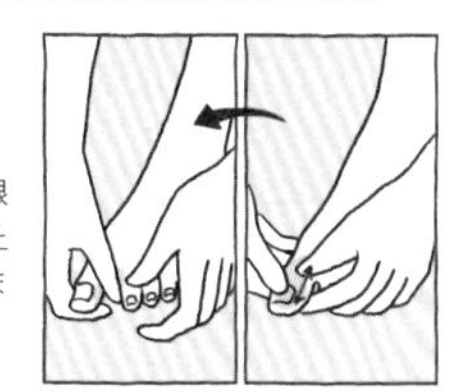

5 かかと

かかとを右手のひらで包み込み、円を描くようにさする。少し力を入れて強めにさすって。これを10回転行う。

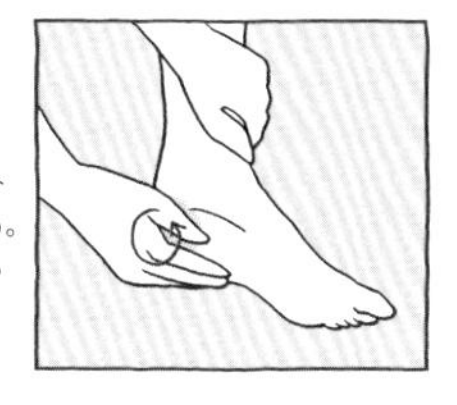

6 足裏

足の裏に手のひらを密着させ、気持ちよく感じる強さで上下に10往復こすったのち、両手で足裏全体を押す。

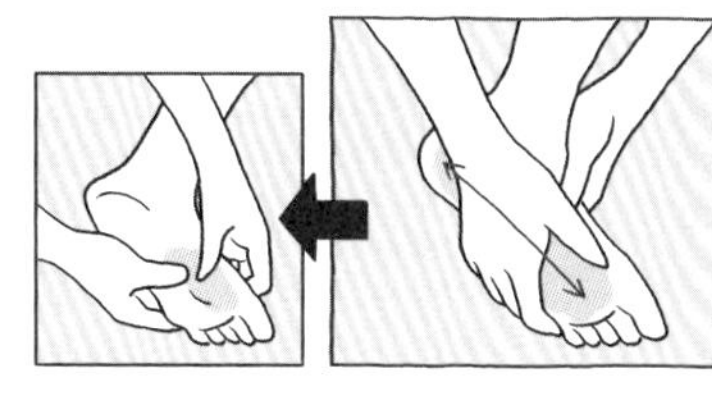

白ごま油パワーで血管内の毒素を排出し、血行促進！

白ごま油は体への浸透性が高く、マッサージに使用すると、成分が毛穴から血中に入って全身をめぐり、体内の毒素を溶かして排出する効果があります。すると、血液循環がよくなって体がぽかぽかに。

また、足先の冷えが気になる人は、夜の入浴前に行うと効果的。頭に上がった血液が足に下がって、足が温まり、むくみ解消や睡眠の質の向上にもつながります。

「ホットおっぱい体操」をする

冷えがとれるワケ

■おっぱいは筋肉がなく血流が滞って冷えがち。

■「ホットおっぱい体操」は湯ぶねの中で行う**おっぱいの血流を改善する**体操。

■おっぱいの血流がよくなれば**体全体の血流改善**にもつながる！

ホットおっぱい体操

美乳と冷えとりが両方かなう一石二鳥な体操。心臓への負担を減らすため、
38～40℃の、少しぬるめのお湯の中で行いましょう。

斜め上に弾ませる

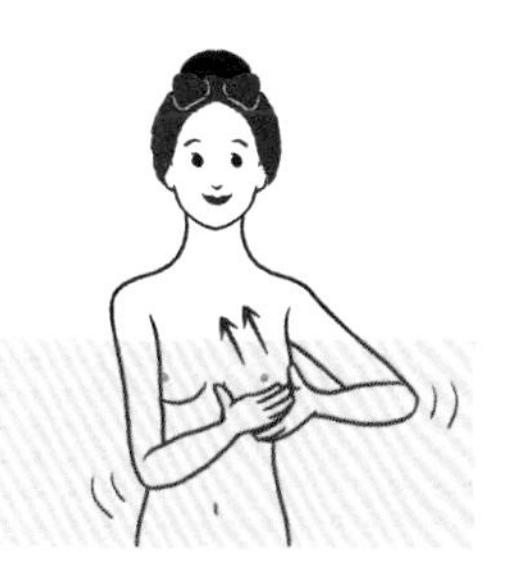

左胸を右手で持ち上げ、さらに左手を添え、斜め上に向けて弾ませるように揺らす。手でお肉をおっぱいに集めるのがコツ。左右10回を1セットとし、3セット行う。

真上に弾ませる

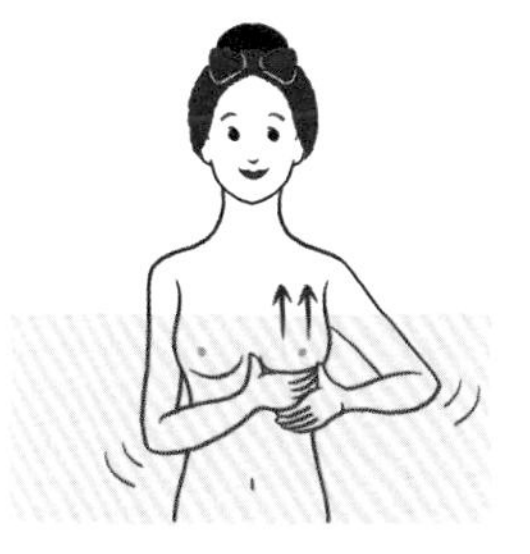

一度手を離し、再度左のおっぱいを右手で持ち上げ、左手を添える。真上に向かって弾ませるように揺らす。左右10回を1セットとし、3セット行う。

中央に寄せて持ち上げる

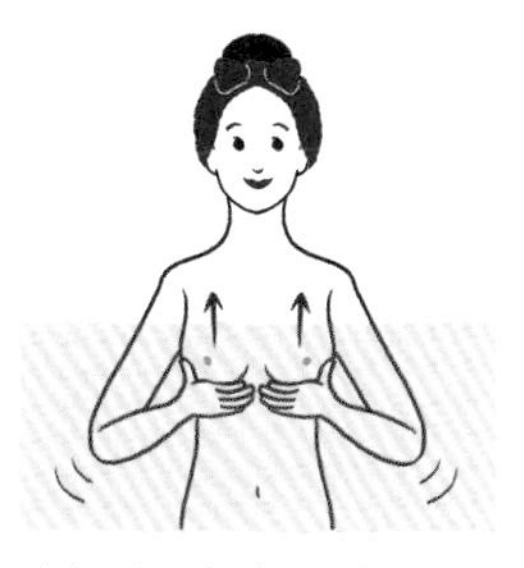

左右のおっぱいをそれぞれの手でかるく中央に寄せるように持ち上げ、真上に向けて弾ませるように10回揺らす。上部だけを揺らすので胸をたるませずにほぐせる。

全身のめぐり改善には おっぱいケアが欠かせない！

鎖骨や脇の下など、おっぱいのまわりにはリンパ節がたくさん集まっています。ここのリンパが滞ると血流が悪くなってしまうため、おっぱいまわりの滞りをほぐすのは全身の血めぐりを促すのにとても重要。

ところが、おっぱいは乳腺・靭帯・脂肪のみで構成されているため、筋肉がなく、どうしても血流やリンパの流れが悪くなり、冷えてしまいがちです。

そこで取り入れたいのが「ホットおっぱい体操」。湯ぶねにつかりながらおっぱいをほぐし、血行を促進する体操です。

お風呂タイムはおっぱい体操にぴったりの時間。お湯の中は浮力があるので、おっぱいのはりに関わる靭帯を傷つけることなく、揺らせるのです。さらに体が温まって血行がいいときに行うことで、冷えとり効果も倍増します。

お風呂に入浴剤を入れる

冷えがとれるワケ

■湯ぶねにつかることで、お湯の熱が持続的に体に伝わり、温まる。

■入浴剤を入れることで、よりお湯の熱伝導率がアップ！

■塩やお酒、シナモンなど家にあるものを入れると簡単に血行が促進され、冷えがとれる。

家にあるものを入浴剤に

入浴剤には、香りによるリラックス効果はもちろんのこと、お湯の熱伝導率を高める作用が。
「入浴剤がきれちゃった！」そんなときでもお家にあるもので手軽に代用できます。

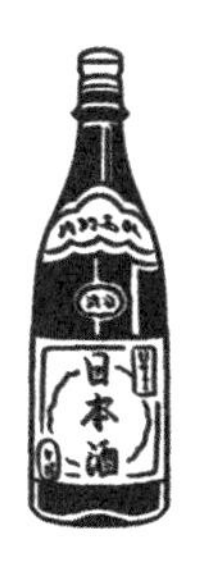

日本酒

そのまま飲んでも、血流がよくなり体温が上昇するが、入浴剤として使っても、同様の作用がある。目安はコップ半分程度。美肌効果や体内の老廃物を排出する効果も。

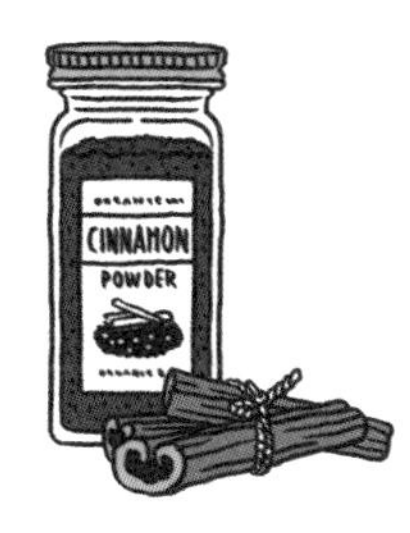

シナモン

漢方薬としても使われ、桂皮、ニッキとも呼ばれる。血行や発汗を促進する作用があるとされる。パウダータイプのシナモンを湯ぶねに2、3回ふり入れる。

精油

オレンジ、ローズマリーなどの精油は血行を促進する効果がある。湯ぶねに2、3滴たらしてかき混ぜたり、肌の弱い人は浴室の床にたらして香らせるだけでも◎。

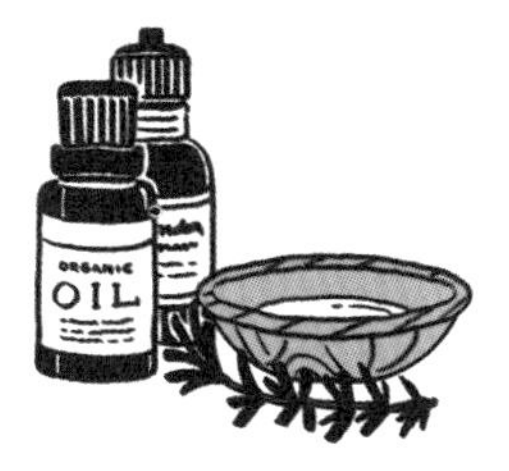

塩

湯ぶねに入れる適量は大さじ3杯（45～50g）程度。より温まりたければ、倍の分量を使ってみて。ミネラル豊富な自然塩がおすすめ。

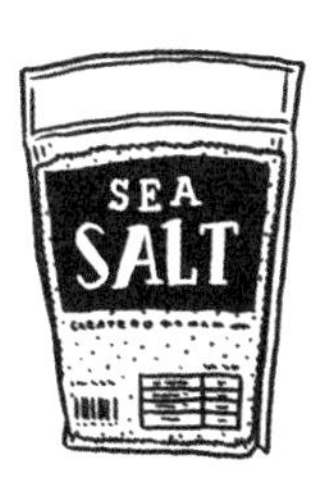

いつものお風呂でもっと温め効果アップ！

お湯はもともと熱伝導率がよいので、体を温めるツールとしては、じつは暖房器具よりもずっと効果的。また、シャワーのみでは肌の表面が一時的に温まるだけなのに対し、湯ぶねにつかるとお湯が常に体に接しているため、しんからしっかり温めることができます。忙しいと、ついシャワーですませてしまいがちですが、できるだけ湯ぶねにつかるようにしましょう。

さらに、入浴剤を入れると温め効果がよりアップ。キッチンにある塩やお酒なども優秀な入浴剤になりえます。しかも、飲み残しや使いかけの素材でOK。温まりたいなら、とにかく湯ぶねに何か入れるが鉄則です！

ちなみに、市販の入浴剤を選ぶなら、炭酸ガス入りがおすすめ。毛穴から炭酸ガスが入り、毛細血管を刺激して、血行を促進します。

冷えとりクイズ④ お風呂のとき、半身浴 or 全身浴、より温まるのはどっち？ （答えは P.67）

足湯&腰湯をする

冷えがとれるワケ

■足の冷えた血液が体の中をめぐると全身の冷えに。

■体は冷えを感じると体幹を守ろうと足へ送る血液を減らすので、よけい冷えることに。

■「足湯」は足先や足首の冷えを短時間で効果的に解消してくれる。

■腰は、全身の温度を感知するセンサーの役割をするので、腰湯で温めれば冷えスパイラルを止められる。

{ 服を着たまま手軽に 足湯 }

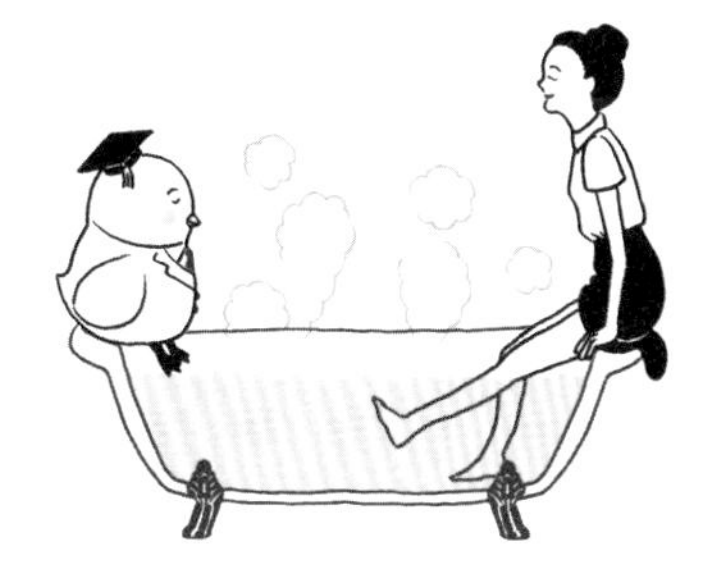

ふくらはぎまで温めるほうが効果的なのでお風呂の湯ぶねで行うのがベスト。上着を着たり、蒸気で浴室を温めたりしてから入って。

Point

- お湯の温度はやや高め（40～42℃）
- 入る時間は15分くらい
- 場所はお風呂がベストだが、大きめの洗面器か、ふくらはぎがつかる深さのバケツで行っても◎
- 途中で冷めてしまったら、熱い湯を足す
- 転倒しないよう注意！

{ 体のしんからじんわり温める 腰湯 }

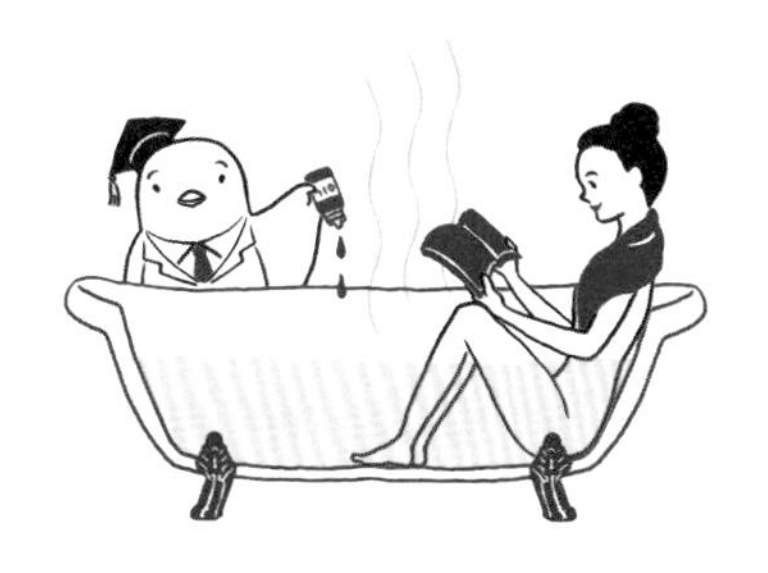

みぞおちから下だけつかる腰湯は冷えとりに即効性あり。ぬるめのお湯で額に汗が浮かんでくるまで、じっくり体を温めて。湯上がりには常温の水を飲みましょう。

Point

- お湯の温度はぬるめ（38～40℃）
- 入る時間は20分くらい。体調と相談して
- 湯量はみぞおちがつかるくらいまで
- 上半身が寒いときには、肩に乾いたタオルをかけて保温
- 入浴剤や精油などで香りを足せばリラックス効果アップ

体への負荷を軽減しながら手軽に体を温めよう

体の中でもっとも冷えを感じやすい部位が、足のつま先や足首です。足で冷えた血液が体じゅうをめぐると、全身がひえひえになってしまいます。

こうした足先や足首の冷えとりには「足湯」が効果的。服を着たまま熱いお湯に足をつけるだけなので手軽なうえ、短時間で効果的に冷えを解消できます。

また、冷えた血液が足以外の場所に「伝染」すると、それ以上冷えないように体が自衛するため、足に送られる血液が減ってしまいます。すると足の血行が悪化し、さらに冷えが深刻化することに……。

この「冷えスパイラル」を断ち切るために有効なのが、腰から下だけを湯につける「腰湯」です。腰は全身の温度を感知するため、腰湯で温めれば過剰な自衛を防ぐことができ、全身に温かい血流が広がります。

❹の答え **引き分け** 体質によって合う入浴法が異なる。入浴後に温かさが20分持続するかどうかを目安に。

「首蒸し」をする

冷えがとれるワケ

■首の後ろは皮膚の上からの温度が伝わりやすいので、温めると、短時間で指先までぽかぽかに。

■首蒸しは温かい蒸気が肌に付着して水に戻るときに生じる熱で首を温める。

■温かい蒸気は乾いた熱よりも、奥深く広い範囲で熱を伝えるので効果大！

首蒸しのルール

日常で手軽にできる3つの温めルール。
首の後ろを効果的に温めて短時間でぽかぽかになりましょう。

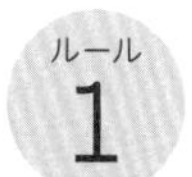

手づくり蒸しタオルで蒸気温熱を

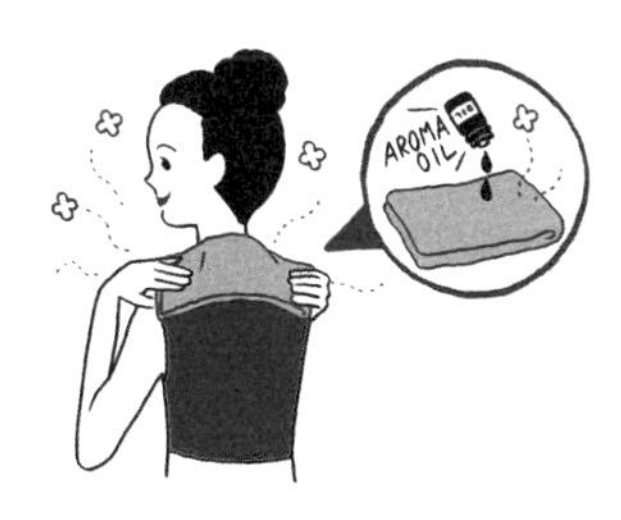

水で絞ったタオルを、電子レンジ（600W）に入れ50秒ほど加熱し、首の後ろに当てる。取り出すときはやけどに注意。精油を数滴たらせば、リラックス効果も。

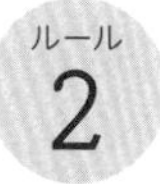

お風呂の仕上げにシャワーで集中加熱

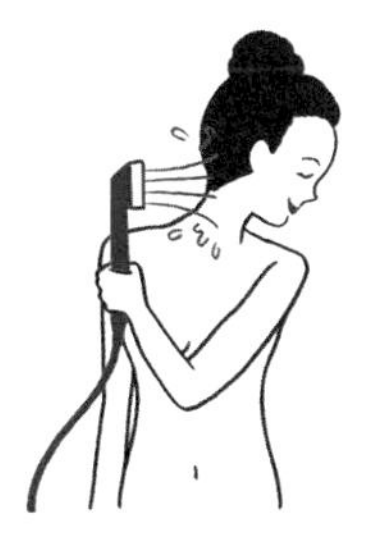

入浴中、肩までつかって体を温めるのはもちろん、お風呂から上がる際に、仕上げに首の後ろにシャワーを当てて集中加熱。これで体じゅうがぽかぽかに！

ルール
3

蒸気温熱グッズで温める

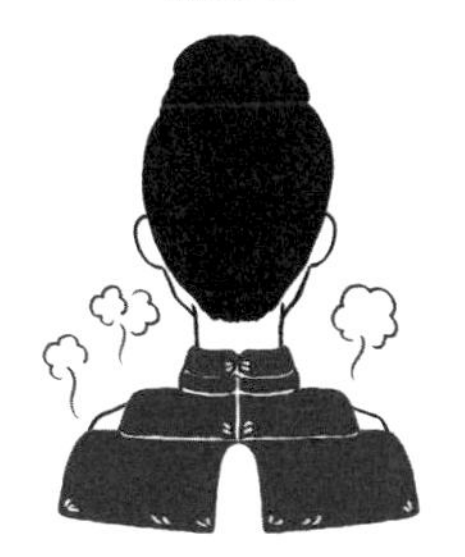

市販の蒸気温熱アイテムも手軽で便利。首もとに貼って使うシートタイプのものや、電子レンジで加熱して繰り返し使えるものも。温熱の持続時間は各25～30分程度。

温度が伝わりやすい首を蒸気で温めて全身ぽかぽかに

体の温めポイントは、おなか、腰など、全身にいくつかありますが、特に短時間で温かさを感じやすいのが首の後ろ。

その理由としては、首の後ろや背中の表層近くに神経の束が通う「脊髄」が走っているため皮膚の上からの温度が伝わりやすいことや、皮膚の感受性が高いことなどが挙げられます。

さらに蒸気の力を利用すると、肌の表面だけでなく、体の奥までより効果的に温められます。

というのも、湯たんぽやカイロは直接肌を温めるのに対し、首蒸しは蒸気が肌に付着して水に戻るときに熱が放出されることで肌を温めるしくみ。そのため、ただ単に乾いた熱を当てて温めるよりも、より奥深く、広い範囲まで熱が伝わるのです。実際に首の後ろを蒸気で温めると、指先まで短時間で温まったとの報告も。

カイロを貼る位置を工夫する

冷えがとれるワケ

■**熱が左右対称に伝わる**ことを利用すれば、カイロの当て方をもっと効率的にできる。

■カイロを**そけい部**に当てることで、**足先に向かう「そけい動脈」**の血液が温まり足先の冷えを改善する。

■貼るタイプのカイロは、**体を温めるツボ**にピンポイントに貼れる。

{ 貼らないタイプの温め方 }

座り仕事のときにはV字置き、パンツスタイルのときはクロス入れ。効率よく温めましょう。

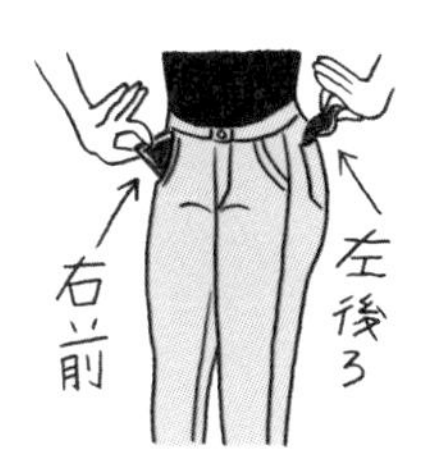

右の前ポケットと左の後ろポケットにカイロを入れる

おしり側の左ポケット、前側の右ポケットにカイロを1つずつ入れ、ある程度温まったら左右を入れ替える。左のカイロの熱は右にも伝わるので、効率的に温められる。

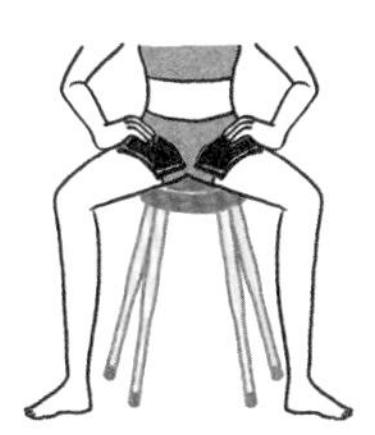

そけい部にV字に置く

左右のそけい部にV字になるよう置く。足先に向かう、そけい動脈を流れる血液が温まり、つま先までぽかぽかに。片側だけにあて、左右を交互に温めてもOK。

{ 貼るタイプの温め方 }

全身にエネルギーを行き渡らせる「気海（きかい）」、消化機能を高めて熱をつくるサポートをする「中脘（ちゅうかん）」のツボを温める。

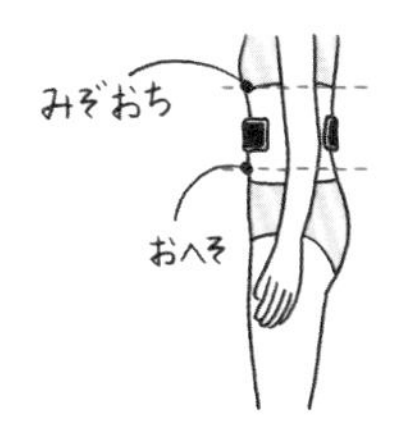

胃サンド

みぞおちとおへその間の「中脘」とその裏側に、胃をはさむようにしてカイロを貼る。実際は肌に直接貼らず、衣服の上から貼ること。

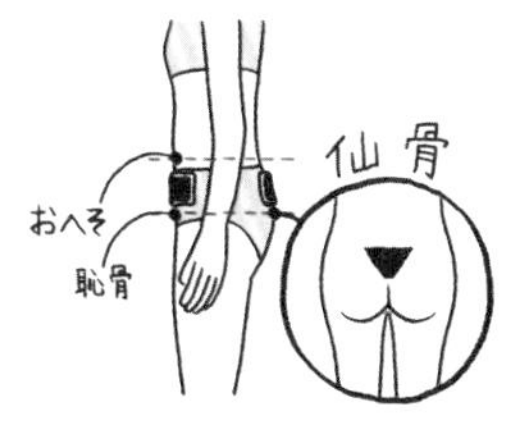

下腹部サンド

おへそと恥骨の間にある「気海」と、その裏側にあり、骨盤の後ろの仙骨のあたりに集合しているツボにカイロを当てる。

冷え症さんの味方・カイロをもっと活用しよう！

カイロは体を温めるのにもっともポピュラーなアイテムのひとつ。冷え症さんは、手放せないという人も多いのでは？

じつはカイロは、貼る位置や使い方を工夫するだけで、温め効果がぐっと上がるのです。

たとえば、熱は左右対称に伝わるので、カイロを体の前後にクロスして当てれば、体幹部に熱を効率よく補給することが可能。結果、全身がすばやく温まります。

また、筋肉量が多い太ももや、太い動脈が走っているそけい部、冷えを防ぐツボなどにポイントをしぼって当てることで、短時間で体を温めることができます。

ただし、貼るタイプのカイロは、長時間の座り姿勢などでカイロと肌が密着し続けたり、就寝中に使用したりすると、低温やけどになることもあるので、注意しましょう。

お灸をする

冷えがとれるワケ

■お灸はよもぎからつくられた「もぐさ」の温熱でツボをピンポイントに刺激する。

■温熱でツボを刺激すると、全身の血流が促され、熱が全体に広がる。

■また、自然治癒力が高まり、自律神経のバランスを整えられる。

■ツボを通して内側から温める力がつき、全身へ広がる！

お灸が持つ2つの特徴

現代のお灸は台座があるので、もぐさの熱が直接肌に当たることはありません。
肌あたりのよいツボへの温熱刺激で全身を温めます。

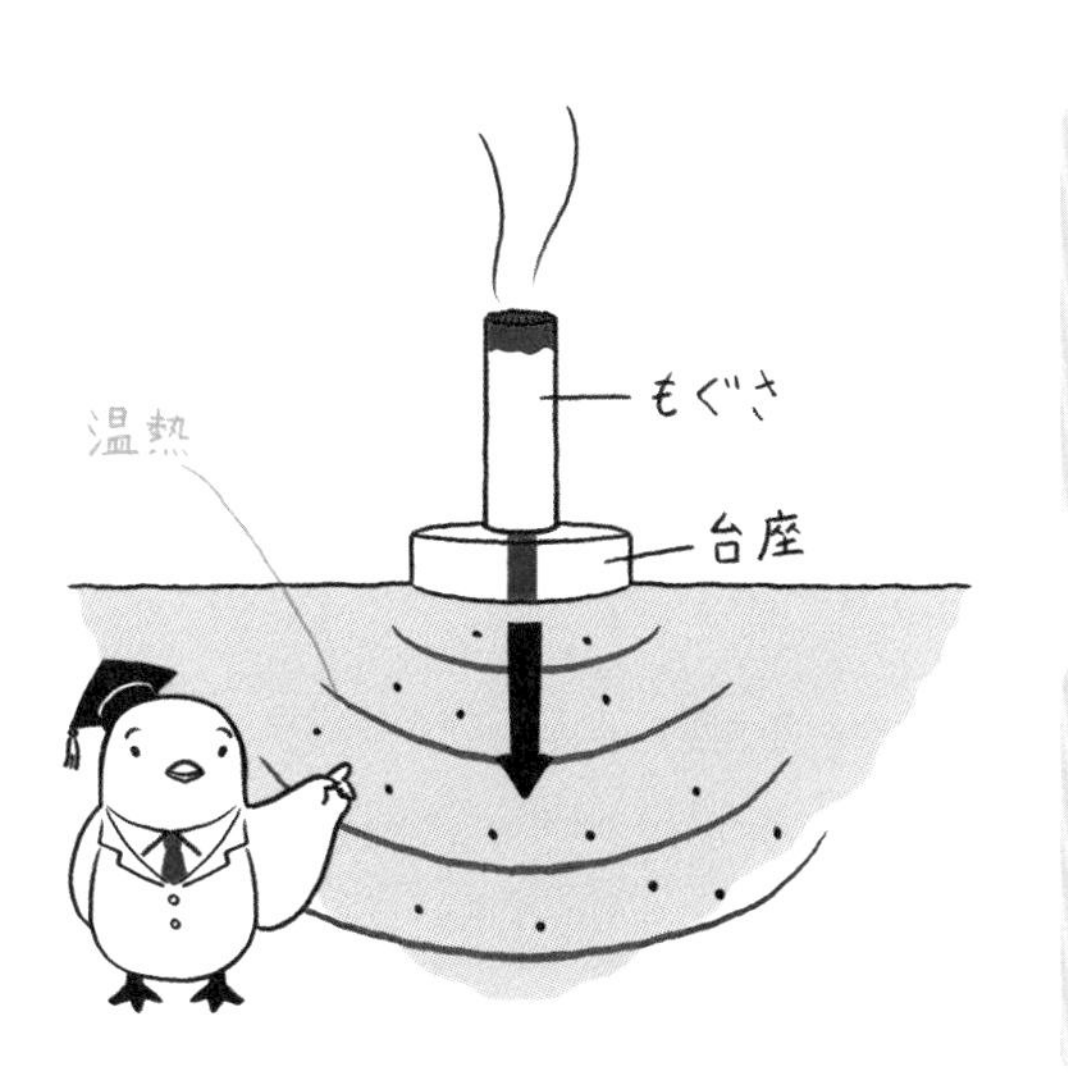

特徴1

もぐさの温熱

もぐさの温熱がツボに浸透することで、体に備わった自然治癒力を高める作用が。お風呂のように一時的に体を温めるのではなく、体の内側から温める力を養う。

特徴2

ツボへの温熱刺激

冷えに効果的なツボをお灸で温めることで、温熱が体に浸透し、滞りを改善。体がしんから温まる。また、自律神経のバランスも整い、全身の血流が促される。

もぐさの温熱刺激がツボから全身に広がる

お灸は薬草のよもぎからつくられたもぐさに火をつけ、その温熱で皮膚の表面にあるツボを刺激する治療法です。

もぐさの温熱でツボを刺激することによって、体に備わっている自然治癒力を高め、内側から体を温める力をつけます。

また、体の多様な働きを調節する自律神経のバランスを整え、血行を促進。冷えた部位を一時的に温めるのではなく、ツボを温めることで、全身に温める力を広げることができます。

体のすみずみまで温かい血液が行き渡るようになれば、冷えにより鈍った代謝もアップ。肩こりや頭痛、生理不順など、不調の解消も期待できます。厚着をしても、お風呂に入っても、冷えがとれないなら、お灸でツボ刺激をしてみましょう。

お灸にチャレンジ

手の甲の、親指と人さし指のつけ根の間のへこんだところが「合谷（ごうこく）」。

はじめてでも見つけやすいツボで、冷えのほか、肩こり、疲れ目解消にもおすすめです。

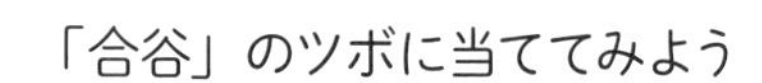

「合谷」のツボに当ててみよう

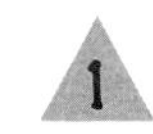

ツボを探す

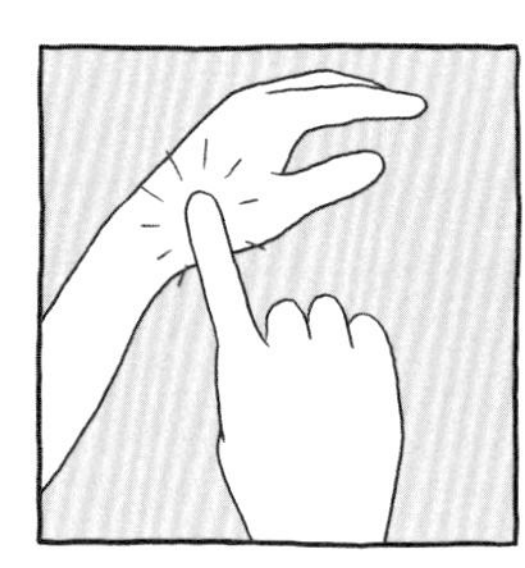

指の腹で皮膚の表面をさすり、指がすっと止まるところがツボ。お灸をすべきツボは血行不良を起こしているため、弾力を失い、わずかにへこんだり押すと圧痛を感じたりする。

印をつける

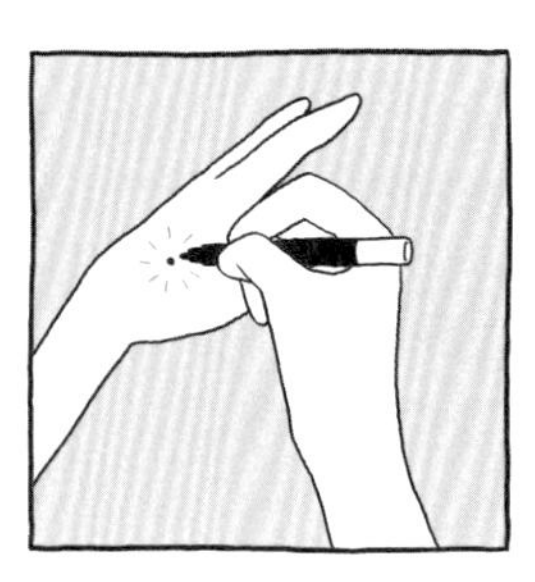

皮膚の表面をさすってお灸をすべきツボを見つけたら、水性ペンで印をつける。水性ペンならお灸が終わった後に水で洗えば消えるので安心。

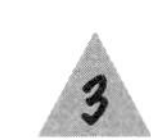

火をつける

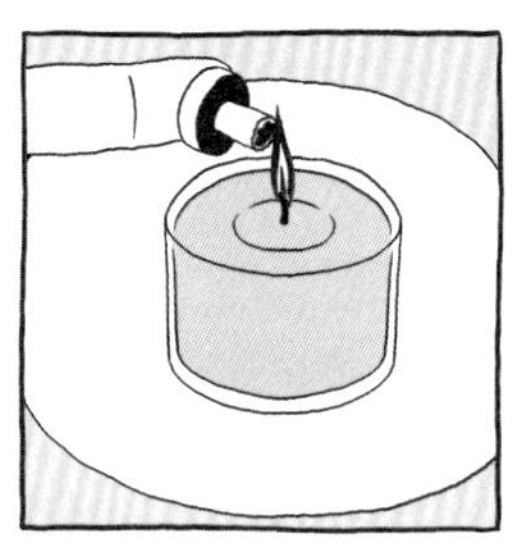

キャンドルなどに火をつけておく。お灸の台座裏のシールをはがし、いったん指に貼って火をつける。使用後の火の始末のため、灰皿や水の入った器も用意しておくこと。

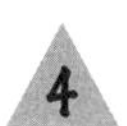

ツボにはる

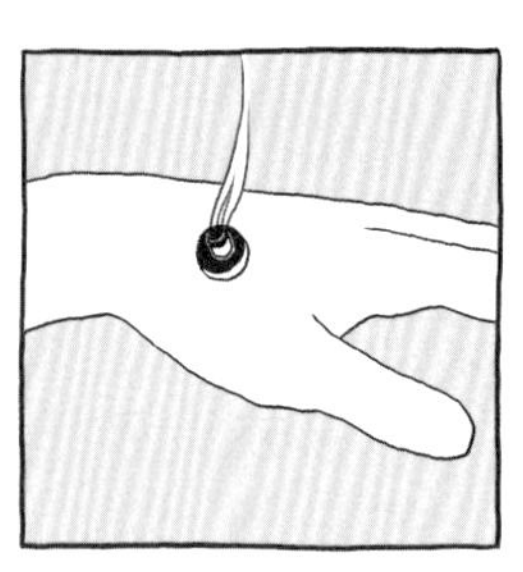

印をつけたところにお灸をすえる。台座の熱が伝わる間は煙がやんでもそのままにし、台座が冷めたらはずす。ただし、熱いと感じたら我慢せずに、すぐはずすこと！

{ タイプ別　冷えにおすすめのツボ }

冷えのタイプごとに、刺激するツボが異なります。
下の3タイプから自分の冷えに当てはまるものを探して、ツボにお灸をすえましょう。

TYPE B 慢性的に冷えを感じる

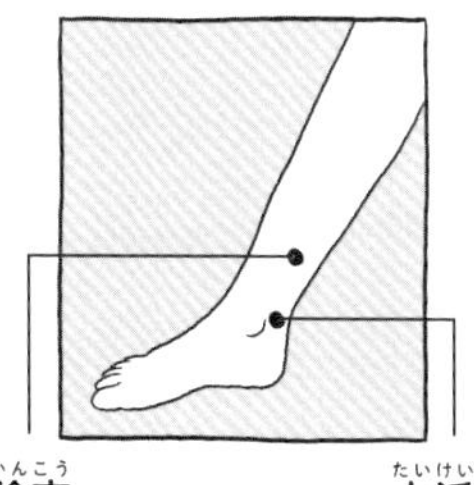

三陰交（さんいんこう）

内くるぶしの中心のもっとも高いところに小指をのせ、指幅4本分上がったところ。押すとかるい痛みがある。

太渓（たいけい）

アキレス腱と内くるぶしの間に位置するツボ。内くるぶしのすぐ後ろのくぼみにある。

TYPE A 冷房による夏冷えでだるい

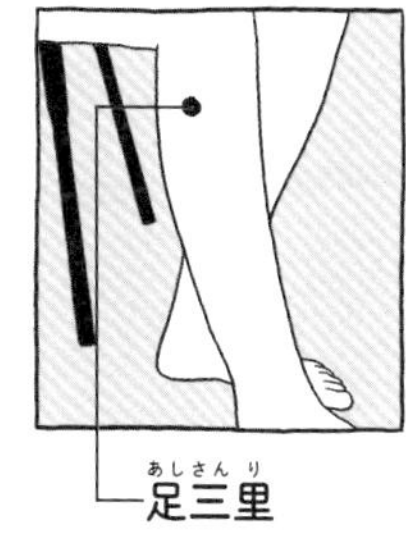

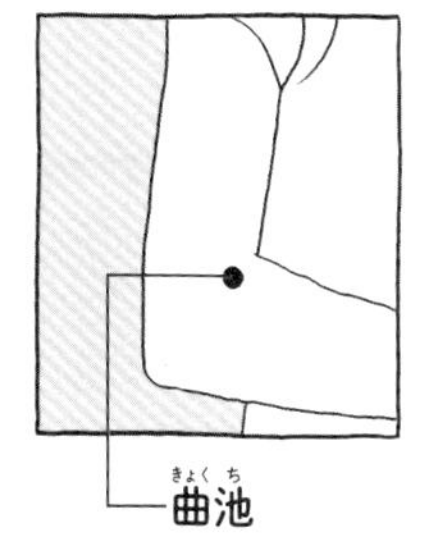

足三里（あしさんり）

ひざのお皿のすぐ下の、外側のくぼみに人さし指をおき、指幅4本そろえて小指があたっているところにあるツボ。

曲池（きょくち）

親指を上にして腕を前に出し、ひじを曲げたときにできる「曲がりジワ」の先端にあるツボ。

TYPE C 手足は冷たいのに上半身はのぼせる

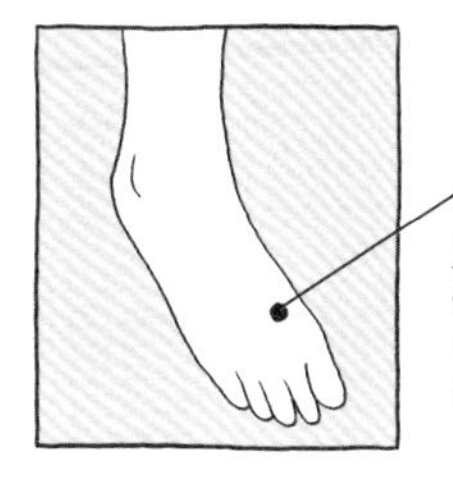

太衝（たいしょう）

足の甲の、親指と人さし指の骨が交わる部分のくぼみの中にあるツボ。頭痛やイライラ解消にも。

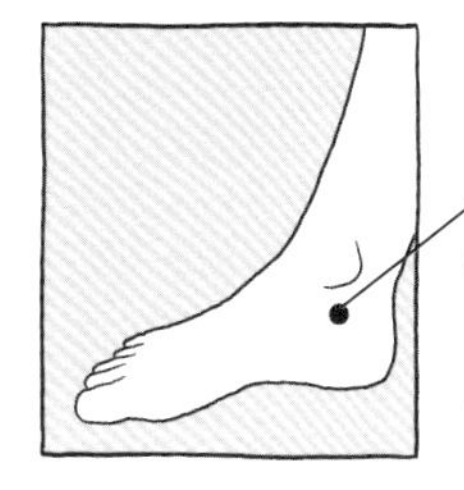

照海（しょうかい）

内くるぶしの下端から、指幅1本分下にあるツボで、押すとかるい痛みを感じる。脚のだるさ解消にも◎。

角質をケアする

冷えがとれるワケ

■角質は死んだ細胞なので、血流が届かず冷える。

■冷えるとさらに新陳代謝が滞り、角質が厚くなるという「冷えスパイラル」に！

■熱をさえぎっていた角質がなくなれば、靴下や湯たんぽでの温めが、より効果的に♪

{ 冷えを防ぐ　基本の角質ケア }

削りすぎると、肌を守ろうとして逆に角質が厚くなり、冷えの原因に。
週1ペースで数回に分けて行いましょう。

バッファーで削る

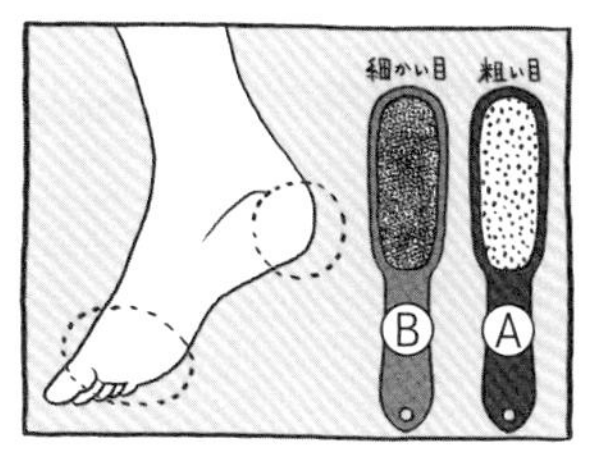

Ⓐの粗い目のバッファーで土踏まず以外の足裏全体の表面をかるく削る。角質がたまりやすい足指の裏も忘れずに。削りすぎを防ぐため、肌は蒸らさずに行って。Ⓑの細かい目で、 Ⓐで削った角質の表面をなめらかに整える。力を入れすぎず、肌の上を滑らせるように。

細かいスクラブでマッサージ

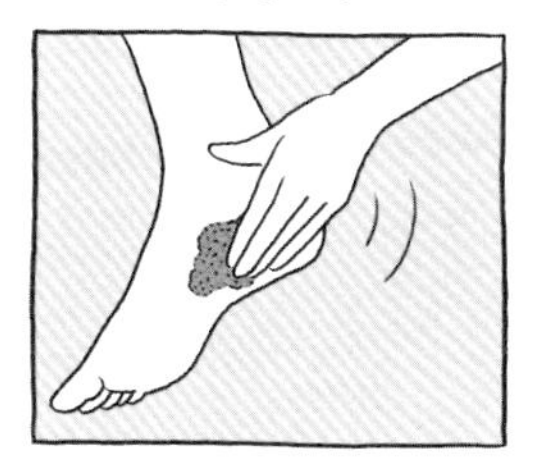

500円玉大の量のスクラブを手にとり、甲やくるぶし周辺を含む足全体をやさしくなでる。かかとは手のひらで包み込むように。スクラブはきめ細かい顔用がおすすめ。

仕上げは化粧水&クリーム+オイル

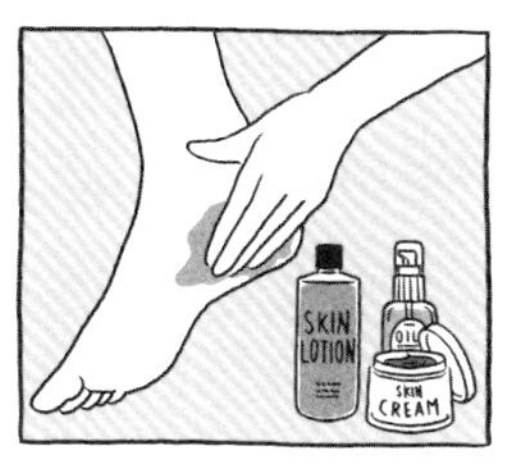

顔用の化粧水を足全体になじませた後に、保湿用クリームを塗って仕上げる。手持ちの美容オイルがあれば、クリームに1滴混ぜて使うと保湿効果がアップ！

冬のガサガサかかとが足冷えを悪化させていた!?

　角質とは、いわば「死んだ細胞」。そのため、角質におおわれた部分には血流が届かず、血流に乗って伝わるはずの熱も届きません。しかも、角質が厚くなると、靴下や湯たんぽなどで外から熱を加えても温まりにくくなってしまいます。

　さらに、冷えによって血流が悪くなると新陳代謝が滞り、ますます角質が厚くなってしまいます。つまり、たまった角質を放置しておくと、血流が滞って冷える→さらに角質が厚くなる→冷えが悪化……というように、「冷えスパイラル」に陥ってしまうのです。

　悪循環を断ち切るには、熱をさえぎる角質を取り除くことです。ベストなタイミングはお風呂上がりにひと息ついたとき。なめらか肌をキープでき、靴下や湯たんぽなど外からの温め効果もアップします。

3章

冷えとりごはん

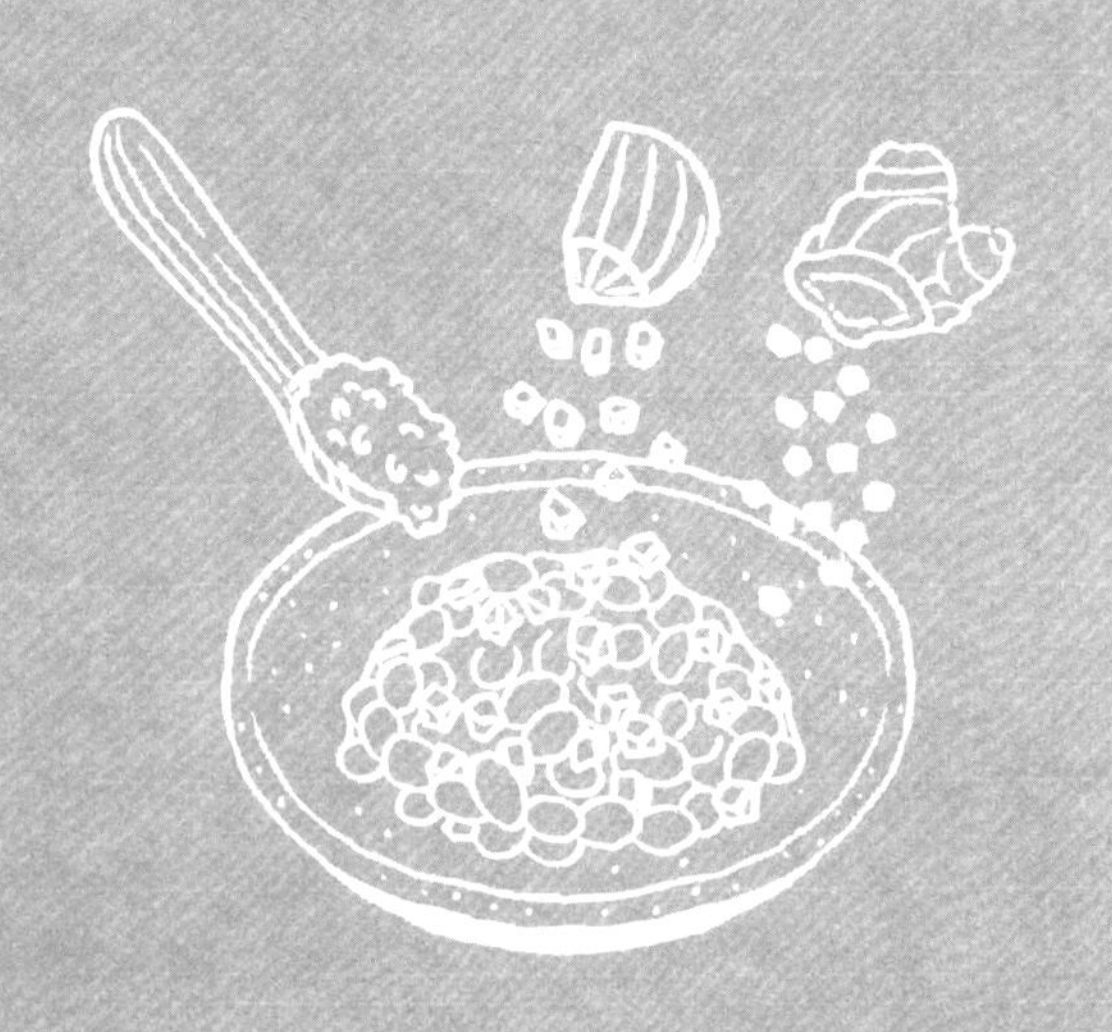

体の熱源となる栄養素を知って、
ふだんの食事で効率よくとり入れましょう。
ただし、たくさん食べればいい、というわけではありません。
冷えに効く栄養素と食べ方、
両方をご紹介します。

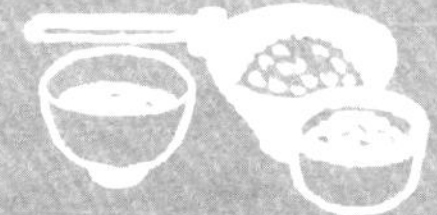

体を温める食べ物&冷えない食べ方を知って体の中からぽかぽかに

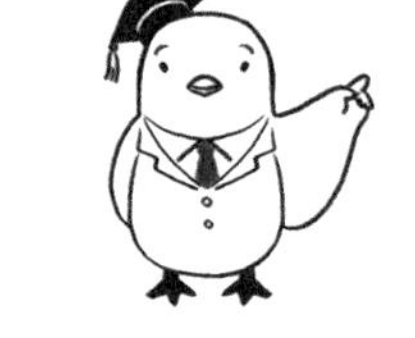

体内の熱は、食べ物に含まれるさまざまな栄養素を吸収・代謝することによって生み出されています。食事の内容や調理方法を工夫することで、冷え体質は確実に変化。体を温める食事を続ければ全身の血行もアップし、内側から熱をつくり出せるようになります。

体温を上げる筋肉のもととなるのは、たんぱく質ですが、今どきの女性は無理なダイエットにより、肉や魚、大豆製品などの摂取量が不足しがちです。体重が気になるなら、豆乳や納豆などヘルシーな大豆たんぱくをとりましょう。また、血流をよくするビタミンEを含むナッツ類や、代謝を高める薬味など、温め食材もバランスよくとり入れて。

ただし、食べすぎは禁物！　過食をすると消化器官に血液が集中し、体の「発熱装置」である筋肉に血液が行き届かなくなって、体が冷えてしまいます。適度な量をよくかんで食べることで、胃腸に負担をかけないようにすれば、吸収率もアップします。体を冷やす食べ方に注意して、体内に冷えを持ち込まないようにしましょう。

また、冷えに悩む人は腸内環境が悪化している可能性も大。すると、消化が滞り、きちんと栄養を吸収できなくなって、体内の熱が生み出せなくなります。また、神経伝達物質「セロトニン」が減ることで、血流も滞り、冷えをまねいてしまいます。腸から冷えを解消するには、ヨーグルトや納豆などの発酵食品にひと工夫加えた「腸温め食」を食べるのが効果的。善玉菌を増やして腸内環境を整えれば、熱源となる栄養素もしっかり吸収されるようになり、全身の血流がアップします。

冷えとりポイント

■熱源となる栄養素をとり込んで体の中から熱を生み出す。

■体を冷やす食べ方に気をつける。

■腸内環境を整えて熱源となる栄養素をしっかり吸収、血めぐりアップ。

大豆たんぱくを食べる

冷えがとれるワケ

■納豆や豆腐、みそなどの大豆製品は、良質なたんぱく質が豊富。

■たんぱく質は、熱を生み出す筋肉の材料になる。

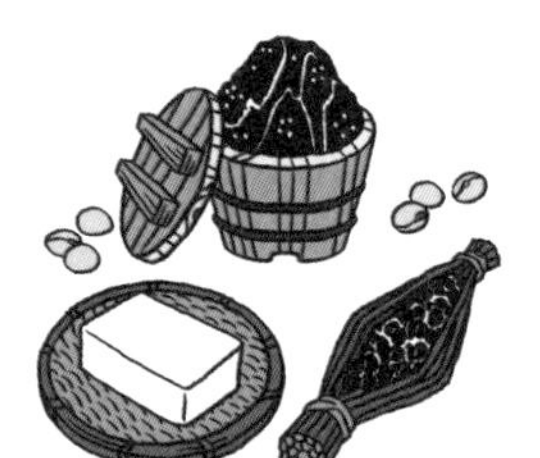

大豆たんぱく質を含むもの

- 大豆
- 豆腐
- 納豆
- 豆乳
- 油揚げ
- みそ

肉や魚より脂肪分が少ないほか、便秘を防ぐ食物繊維、女性ホルモンに似た働きをする大豆イソフラボンも含有。

鉄分をしっかりとる

冷えがとれるワケ

■**酸素はエネルギーを燃焼し**
体を温めるのに欠かせない。

■鉄分は**酸素を運ぶ赤血球のもと。**

■**レバーやひじきなど**
鉄分を多く含むものを食べることで
体じゅうに酸素が行き渡り、
熱をつくり出す。

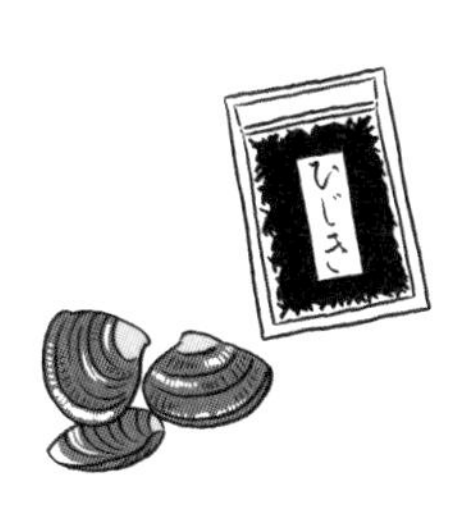

鉄分を含むもの

- レバー
- 貝類
- ひじき
- 青菜
- ドライフルーツ

 （答えは P.85）

ビタミンB1が豊富な食材を選ぶ

冷えがとれるワケ

■ビタミンB1は、ごはんやパンなどの糖分の分解をサポートし、エネルギーとして燃焼させ、体温を上げる。

■甘いものの食べすぎや、お酒の飲みすぎでビタミンB1を使ってしまうと、体温低下につながる。

■豚肉や玄米など、ビタミンB1が豊富なものを食べて代謝を促す。

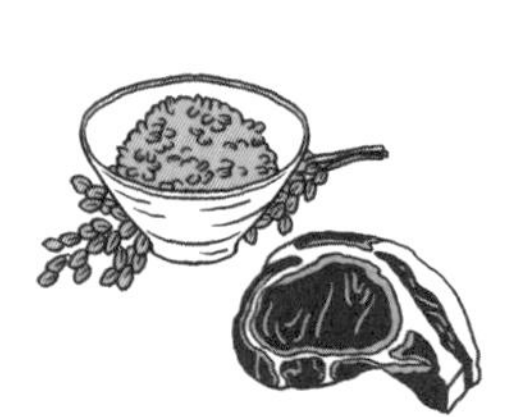

ビタミンB1を含むもの

・豚肉
・玄米
・麦芽米
・うなぎ

ビタミンEを補う

冷えがとれるワケ

■ビタミンEが持つ強力な抗酸化作用が、血栓を防いで血液をサラサラに。

■ナッツ類を食べたり、オリーブオイルやごま油などを料理に使ったりすることで全身の血行を促して冷えをとる。

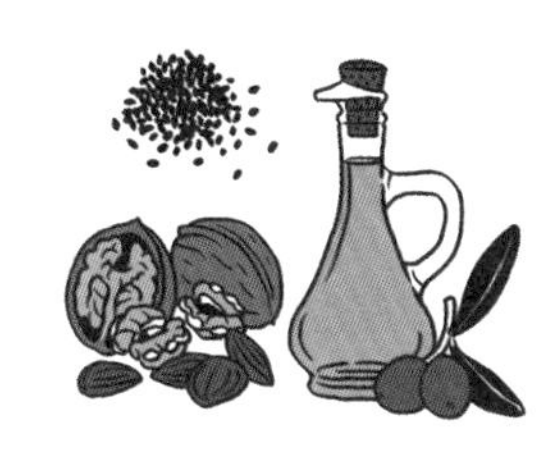

ビタミンEを含むもの

- アーモンド
- くるみ
- ごま
- アボカド
- オリーブオイル
- ごま油
- かぼちゃ
- うなぎ

くるみやアーモンドなどのナッツ類は、砕いて料理にふりかけたりすると、こまめに補給することができる。

❺の答え　紅茶　紅茶は陽性食材（P.89）。チューブ入りのしょうがを入れればより温め効果アップ！

薬味をみそ汁に入れる

冷えがとれるワケ

■ねぎやにら、山椒などの薬味に含まれる**香り成分には、血行を促進する効果**がある。

■胃腸の血流をよくして消化を促し、**熱源となる栄養素の消化・吸収をスムーズに**する。

■みそ汁には、**熱を生み出す材料**となる**大豆たんぱく**が含まれるので、ここに**薬味をプラス**することで温め効果がさらにアップ！

薬味を上手にとる みそ汁レシピ

大豆たんぱく豊富なみそ汁に血行を促進する薬味をプラス。
温め効果の高い組み合わせを紹介します。

※材料はすべて1人分

七味がけ 納豆とにらのみそ汁

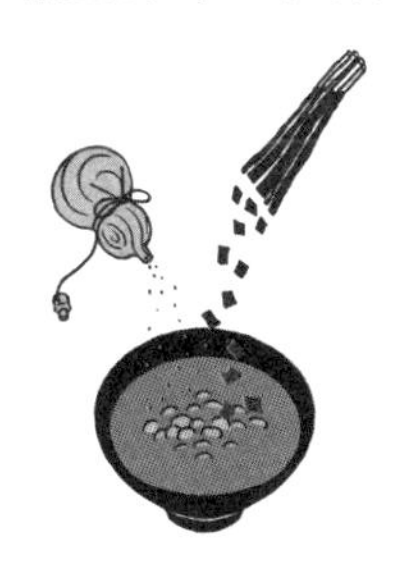

鍋にだし汁1カップを入れ、中火で煮立て、小さじ2杯のみそを溶き入れる。納豆1パック、3本分の刻みにらを加えて混ぜ、仕上げに七味唐辛子をふる。

山椒がけ ごぼうと油揚げのみそ汁

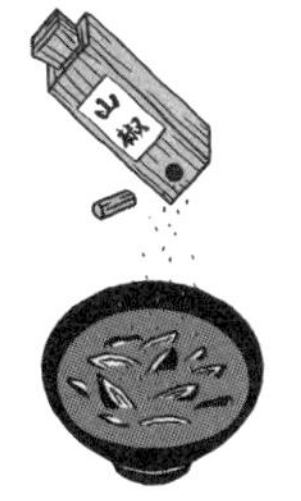

ささがきしたごぼう¼本、油揚げ¼枚を、だし汁（1カップ）で煮る。ごぼうが柔らかくなったら小さじ2杯のみそを溶き入れ、粉山椒をふりかける。

豆腐とねぎのみそ汁

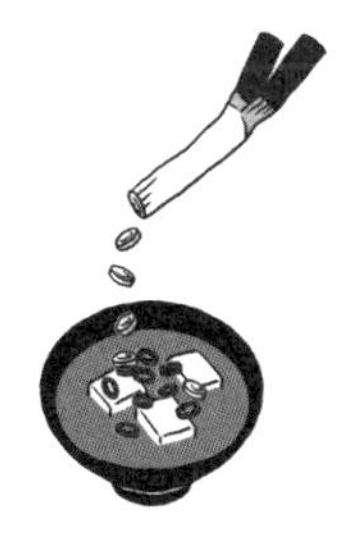

鍋に一口大の豆腐¼丁とだし汁1カップを入れ、中火にかける。煮立ったら、みそ小さじ2を溶き入れ、小口切りにしたねぎ⅛本と小さじ1のごま油を加える。

みそ汁＋薬味のダブルパワーで最強温めスープに

ねぎや山椒、にらなどの薬味は、料理に風味を加えたり、食欲を刺激したりするだけでなく、温めパワーも抜群！　これらの食材が入ったスープやお鍋を食べると体がぽかぽかと温まるのは、食材に含まれる香り成分などに、血行を促進し、代謝を高める働きがあるからです。

また、薬味は胃腸の血流をよくして消化を促進するため、たんぱく質など、冷えとりに欠かせない栄養素の消化・吸収もスムーズにしてくれます。

特に、発酵大豆をたくさん使用するみそ汁には、熱を生み出す材料となる大豆たんぱくが含まれるので、薬味を追加すると温め効果がさらにアップ。

体をオンモードに切り替える朝食に薬味入りのみそ汁をとり入れれば、1日じゅう体がぽかぽかに！　冷えをとるなら、朝はみそ汁で決まりです。

根菜を食べる

冷えがとれるワケ

■根菜類に含まれる**ビタミンC**が重要なたんぱく質であるコラーゲンの生成を助け、**血液をつくる鉄の吸収を高めて**貧血を防ぐ。

■根菜の豊富な**食物繊維**が**糖やコレステロールの吸収を抑えて便秘を解消し**、血流をスムーズに。

■東洋医学では、根菜類は**大地のパワーを宿す**とされ、**「体を温める食材」**といわれている。

根菜は体を温める「陽性」食材

東洋医学では体を温める食材を「陽性」、冷やす食材を「陰性」に分類します。
地中で育つ根菜は、「陽性」の代表食材です。

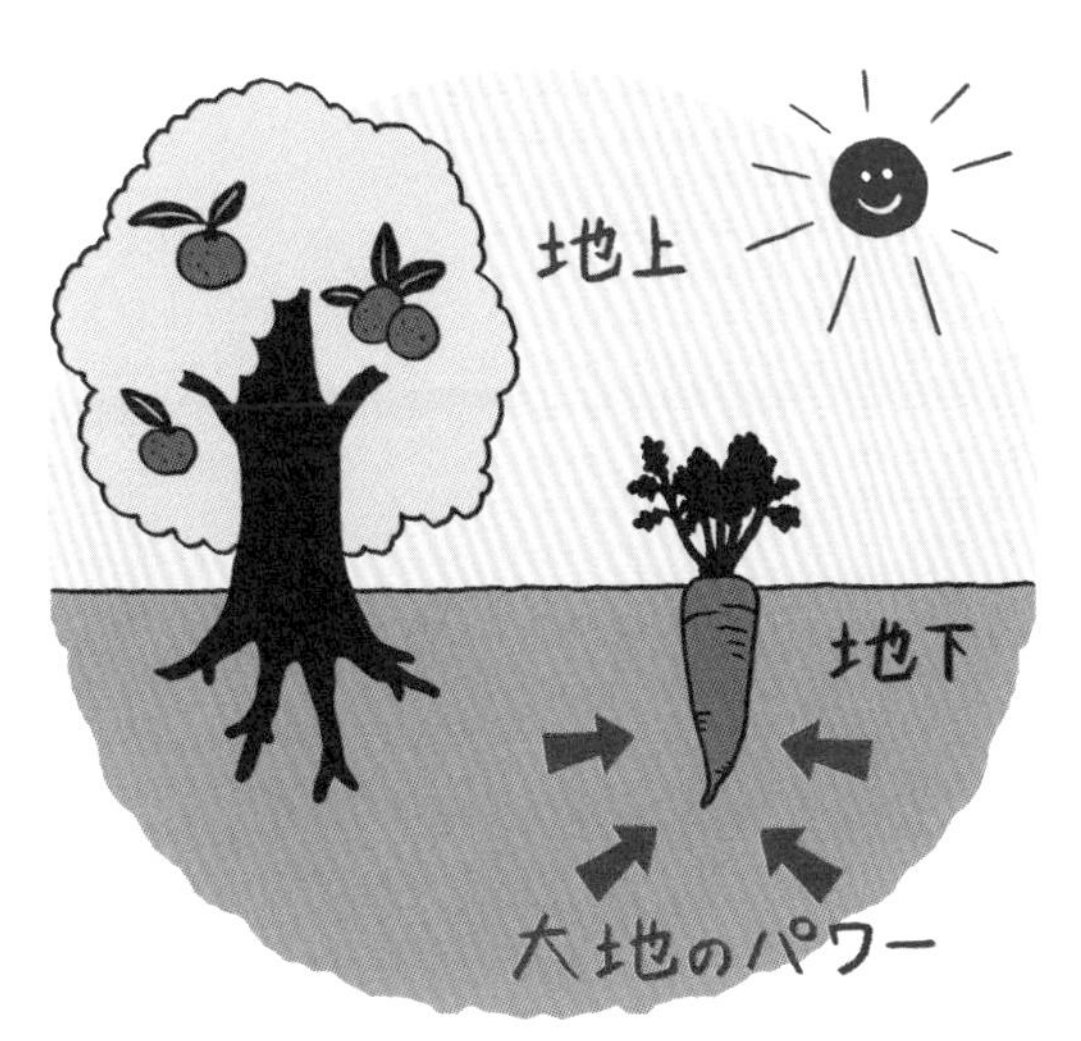

陰陽の分け方には諸説あるが、「陽性」には根菜のように地面の下で育つものや、魚や海藻など水面下で育つもの、寒い土地や季節にとれるものが分類される。反対に南国のフルーツや生野菜は「陰性」に分類され、体を冷やす作用がある。

根菜から大地の温めパワーをふんだんにとり入れる

さつまいも、にんじん、大根、ごぼう、れんこんなどの根菜は、ビタミンCが豊富。ビタミンCは、細胞と細胞を結びつける重要なたんぱく質であるコラーゲンの生成を助け、血液をつくる鉄の吸収率を上げたり、血栓を防いで血液をサラサラにするビタミンEの抗酸化作用を高めたりする働きがあります。

また、根菜には食物繊維も豊富。糖やコレステロールの吸収を抑えて便秘を解消し、血流をスムーズにします。

つまり、根菜を使った料理を食べることは、貧血を防いで血流をよくし、熱の産生を助けて冷えの改善につながります。

ちなみに、東洋医学では根菜類は大地のパワーを宿すとされ、「陽性食材」にカテゴライズされています。地中のミネラルをたっぷり含む根菜を摂取して体を温めましょう。

「蒸ししょうが」を料理や飲み物に入れる

冷えがとれるワケ

■しょうがに含まれる「**ショウガオール**」は**脂肪や糖質の燃焼を促進**して冷えをとる効果がある。

■**蒸ししょうが**は生のしょうがに比べて**ショウガオールが約10倍の量**になる。

{ 蒸ししょうがのつくり方 }

生のしょうがを蒸すだけで、冷えとり効果が約10倍にアップ！
ショウガオールたっぷりの蒸ししょうがをつくってみましょう。

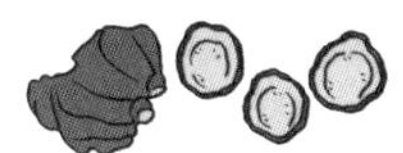

材料：しょうが（大） 2パック（約300g）
下準備：しょうがを皮つきのまま洗い、1㎜の厚さに切る。

オーブンで低温加熱

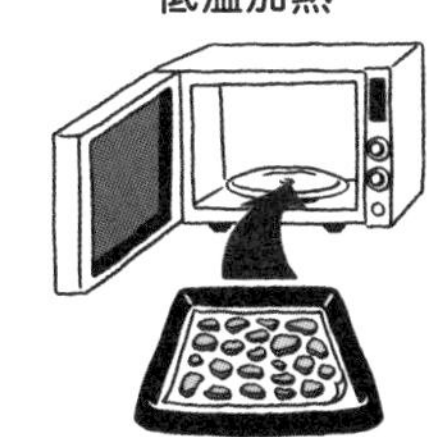

天板にオーブン用のシートを敷き、重ならないように気をつけながらしょうがの薄切りを並べ、80℃のオーブンで約40～60分加熱する。これを2、3回同様に行う。

蒸ししょうがのでき上がり

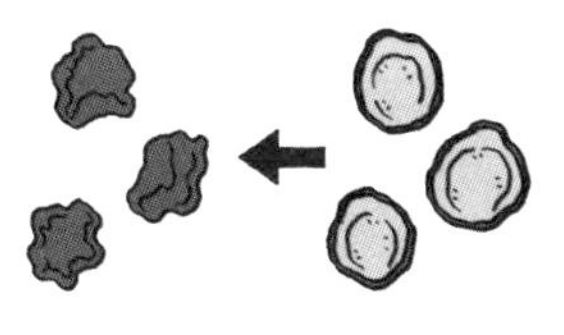

さわってみてパリパリになっていれば完成。オーブンの機種や使うしょうがの量により加熱時間が変わるため、乾燥しきっていなければ10分ずつ加熱時間を延ばす。

パウダー状にするとより便利に

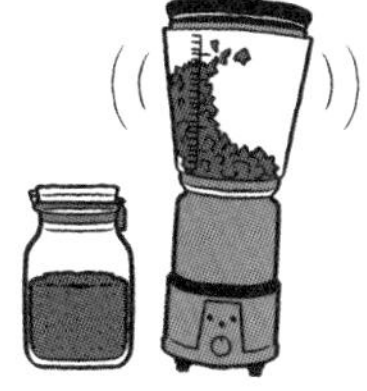

いたみにくくなるほか、ドリンクに加えたり、外食の際にもさっとふりかけることができて便利。常温で約3カ月保存可能。湿気を嫌うので密閉容器に入れる。

蒸ししょうがはお家でつくれる漢方薬

しょうがに含まれる温め成分は大きく分けて2つあります。ひとつは生しょうがに多く含まれる「ジンゲロール」。殺菌作用、整腸作用に加え、血管を拡張し、血流を促進する効果もあります。

そしてもうひとつが、より冷えとりに効果的な「ショウガオール」。体内の脂肪や糖質の燃焼を促して体温を上げる、血管を拡張するなど血流をよくする働きがあります。しかも温め効果は約2～3時間も持続！ 代謝アップも期待でき、冷えの大敵・便秘の解消にも効果的です。

漢方では、生のしょうがを蒸して乾燥したものを「乾姜（かんきょう）」といい、昔から重度の冷え症の人に処方されてきました。じつは、「ジンゲロール」はしょうがを蒸すことで「ショウガオール」に変化し、含有量が生のしょうがの約10倍に！ 温めパワーも格段にアップします。

冷えとりクイズ❻ チンジャオロースー or ゴーヤチャンプルー、体を温めるのはどっち？ （答えは P.93）

夏冷えには「かちゅ～湯」を

冷えがとれるワケ

■かちゅ～湯は、かつお節とみそにお湯を注いでつくる沖縄の家庭料理。

■かつお節は、生のかつおよりもたんぱく質を多く含み良質なエネルギー源になって、血や筋肉をつくる。

■かつおに多く含まれる鉄分が、酸素を全身に行き渡らせて血行をよくする。

■かつおはビタミンB群も含み、エネルギーの代謝を助けて、冷えを解消する。

{ かちゅ～湯のつくり方 }

沖縄の食卓に欠かせない「かちゅ～湯」は、かつお節とみそにお湯を注ぐだけと、とっても手軽。みその量はお好みでどうぞ！

かつお節とみそを入れる

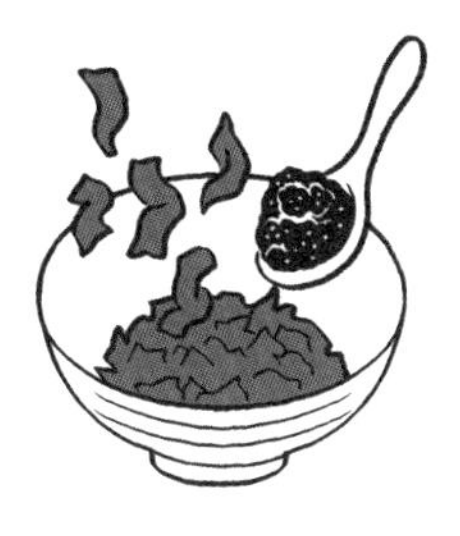

器にかつお節をひとつかみからふたつかみ加え、みそ（大さじ1程度）を入れる。

お湯を注ぐ

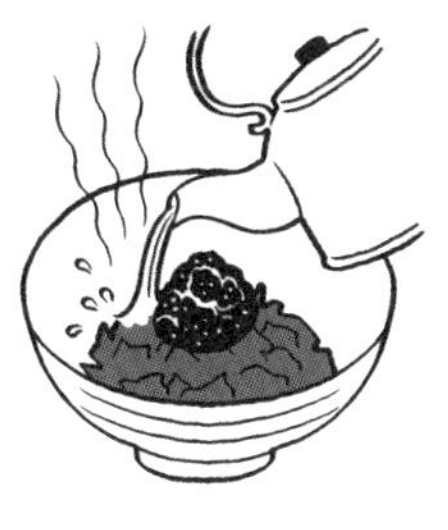

お湯を注ぎ、みそを溶く。

ふたをして蒸らす

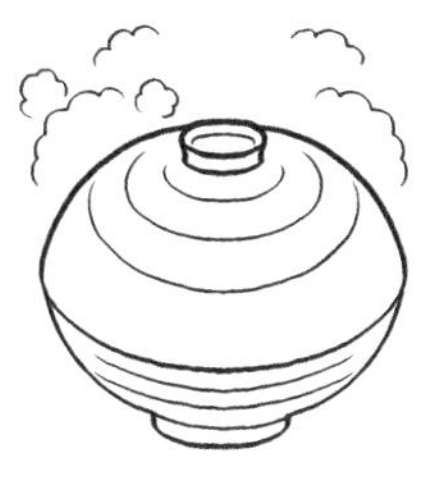

厚切りのかつお節の場合は、ふたをして30～40秒蒸らす。

でき上がり

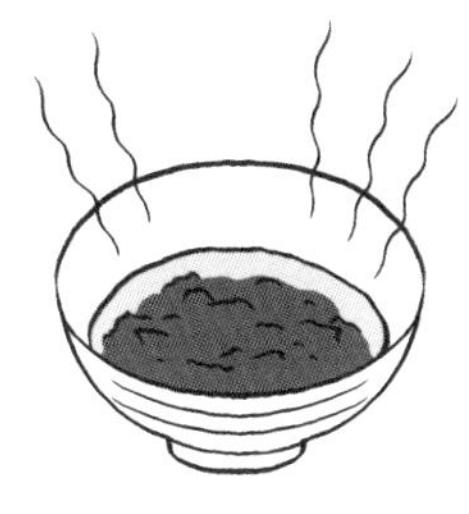

薄切りのかつお節なら、蒸らしは必要なし。注いですぐに食べられる。

じつは沖縄の人も冷えに悩んでいた⁉

「かちゅ～」は沖縄の言葉で「かつお」のこと。「かちゅ～湯」は、かつお節にお湯を注いでつくる、沖縄の家庭料理です。

湿度が高く、4月からクーラーをつけっぱなしという沖縄では、意外にも冷えに悩む女性が多いとか。そんなときに頼りになるのがかちゅ～湯。汁ものを飲むことで内側から温まるのはもちろん、かつお節に含まれる栄養素が、冷房による「夏冷え」解消にぴったりです。

かつおはたんぱく質の多い魚ですが、乾燥させると、より含有量がアップ。血液や筋肉をつくるエネルギー源となります。

また、かつお節には鉄分もたっぷり。鉄分には酸素を全身に行き渡らせて血行を促進する働きがあります。さらに、エネルギーの代謝を助けるビタミンB群も含有。冷えとりに効果的な栄養素のオンパレードです。

❻の答え **チンジャオロースー** ピーマンは陽性食材。南国でとれるゴーヤには体を冷やす作用が。

おやつにナッツやドライフルーツを食べる

冷えがとれるワケ

■ナッツ類は血流をよくし、**体温を上げてくれるビタミンE**が豊富。

■パイナップルやマンゴーなどの**熱帯フルーツは生で食べると体が冷える。**ただしドライフルーツならＯＫ！

■ドライフルーツは**生のフルーツと比べて鉄分が豊富。**

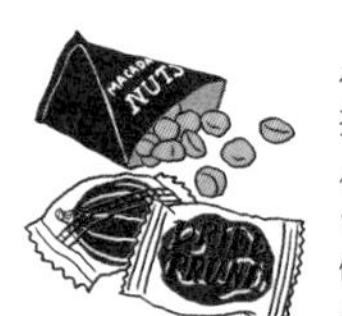

小分けタイプを持ち歩けば便利

小分けタイプのドライフルーツやナッツなら、バッグに常備しやすい。小腹がすいたときのおやつ代わりにも◎。

スパイス入りホットドリンクを飲む

冷えがとれるワケ

■**漢方で陽性食材とされる紅茶**や、**たんぱく質を含む豆乳**を温めて飲むことで、胃腸を温めて栄養の吸収をスムーズに。

■温め効果のある**シナモンやしょうが**をプラスすれば、さらに効果アップ♪

■常温以下はNG。**胃腸内の温度は40**℃。冷たい飲み物では一気に体を冷やしてしまう。

温めスパイス
シナモン&しょうが

しょうがやシナモンは、漢方薬ではおなじみの陽性食材。血行を促し、体を温める効果がある。

「余分な水分を出すもの」を食べる

冷えがとれるワケ

■体に余分な水分がたまると冷える↓血行不良↓さらに水分がたまるの悪循環に。

■きゅうりや山いも、小豆などの利尿効果のある食べ物で余分な水分を排出！

■水分をためないように食事の前後・食事中の水分は控えめに。

きゅうり

利尿効果を高める成分が豊富だが、そのままでは体を冷やしてしまうので、塩もみやぬか漬け、炒めもので摂取。

山いも

地中深くで育つ陽性食材。腎臓の血行をよくして水分を排出するほか、強精作用があり、体を温めてくれる。

小豆

皮に含まれるアク成分の一種「サポニン」に高い利尿作用がある。むくみや、ダイエットにも効果的。

朝一番に梅干しを食べる

冷えがとれるワケ

■梅干しの**酸味や苦み**を感じることで、口内の唾液や胃腸の消化液の分泌を促す。

■唾液や消化液が分泌されると**消化・吸収力**がアップ。**食べ物から熱を生み出しやすい**状態に。

■また、**副交感神経**の働きも活発になって血流がアップ！

酸味と苦みがカギ

酸味や苦みは本来、体にとって苦手な味覚。だからこそ口内を刺激し、唾液の分泌を促す。

よくかんで食べる

冷えがとれるワケ

■よくかむと、消化酵素を含む唾液がたくさん出て、熱源となる栄養素の吸収率がアップし、体内で熱が生まれやすくなる。

■こめかみの皮膚の下には、頭の大きな筋肉があるため、よくかんでこの筋肉を動かすことで頭部全体の血行が促進される。

体を温める食べ方のコツ

ごはんならひと口につき30回、肉や玄米など消化しにくいものはさらに多めにかみましょう。
ひと口食べるごとにいったん箸を置くようにすると、自然とかむ習慣が身につきます。

小分けにして食べる

一度に食べすぎないようにすることも吸収率アップのコツ。週末だけでいいので、1日3食を、全体量は変えずに5回に分けると胃腸への負担が減り、吸収率が高まる。

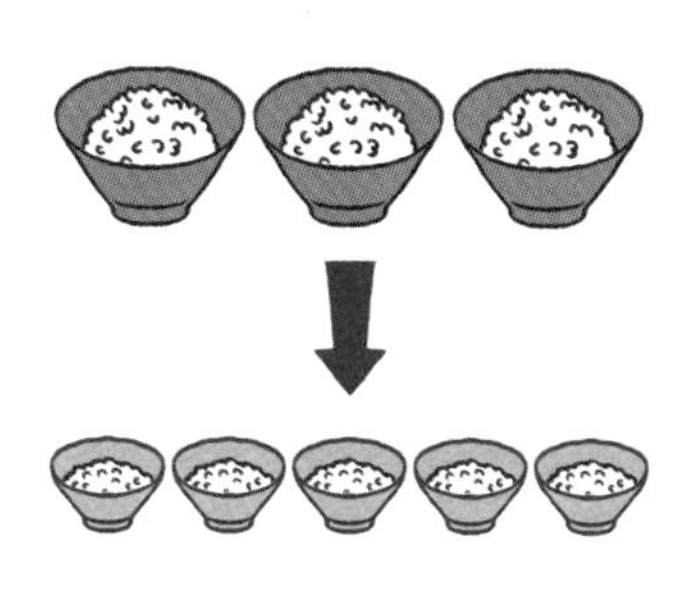

ひと口目、ふた口目は30回かむ

常に30回以上かむのがむずかしい場合は、最初のひと口、ふた口だけでも30回以上かむこと。食事がはじまることを知らせる信号が脳に届き、消化液が分泌される。

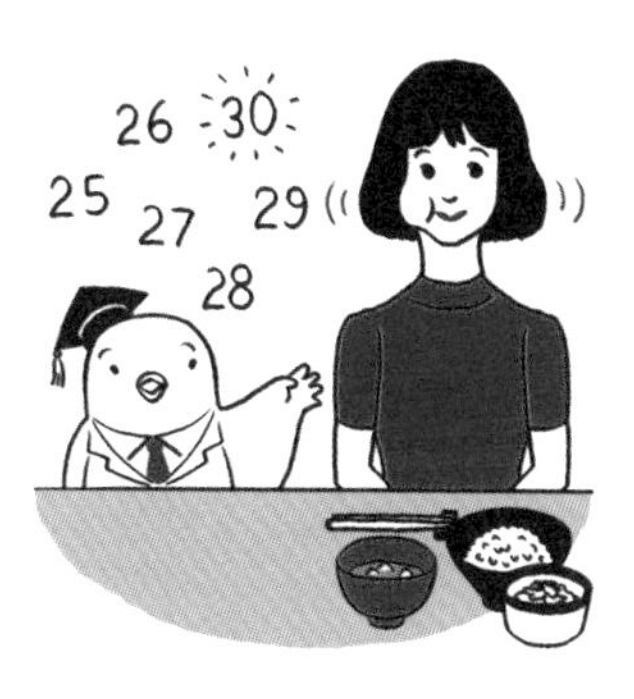

かめばかむほど体が熱をつくり出す！

体内の熱は、糖質、脂質、たんぱく質など、食べ物に含まれる熱源が吸収され、代謝されることによって生み出されます。

よくかむと、唾液に含まれる消化酵素がたくさん分泌され、食べ物と消化酵素がよく混じり合ってから胃腸に送られるため、栄養素の吸収率がアップ。体内で熱が生まれやすくなります。

また、咀しゃくする際に動く筋肉にも、冷えとりのポイントが。それは、こめかみの皮膚の下にある頭をおおう大きな筋肉です。この筋肉を、よくかんで動かすと、当然、頭部全体の血行が促進され、脳の働きも高まります。すると自律神経が整って血流がさらによくなり、体が温まるというわけです。

それに加え、食事の回数を小分けにし、一度に食べすぎないことも体を温めるコツ。熱源となる栄養の吸収が高まります。

冷えとりクイズ❼ なす or ごぼう、体を温めるのはどっち？ （答えは P.101）

食べすぎは控えて「温断食」を

冷えがとれるワケ

■**食べすぎると胃腸に血液が集中**してしまい、その他の部位に血液が十分に行き渡らず、体が冷える。

■さらに血液中に**脂肪や糖などの老廃物**が増え、血液の流れが悪くなる。

■**朝はドリンクのみ、昼はかるめの「温断食」**なら老廃物が排出され、血めぐりアップ！

温断食の3ルール

私たちは食べ物から栄養をとり、熱をつくり出していますが
あまり体を動かさない現代人にとって、1日3食は食べすぎにあたることも。
体を冷やさない「温断食」の食べ方を知って、正しく実践しましょう。

ルール1 朝食はにんじん&りんごジュースまたはしょうが紅茶

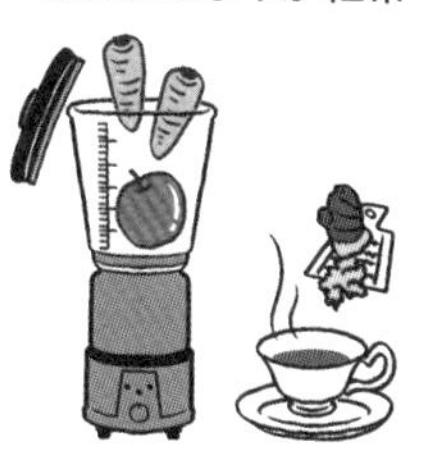

にんじん2本、りんご1個を適当な大きさに切りジューサーへ。このジュースをコップ1～2杯飲む。しょうが紅茶はすりおろししょうが、はちみつを加えたもの。

ルール2 昼食は温め効果のあるものをかるめにとる

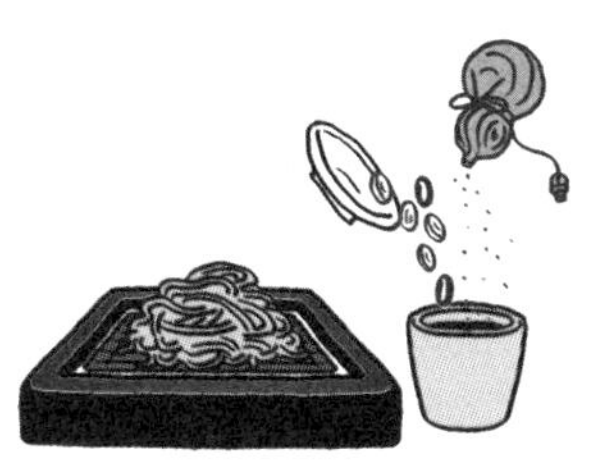

消化のよいそばに、七味唐辛子、ねぎをトッピング。ピザやペペロンチーノもチーズ、にんにく、香辛料などに温め効果がある。天ぷら、カツ丼など油っぽいものはNG。

ルール3 夕飯は好きなものを好きなだけ

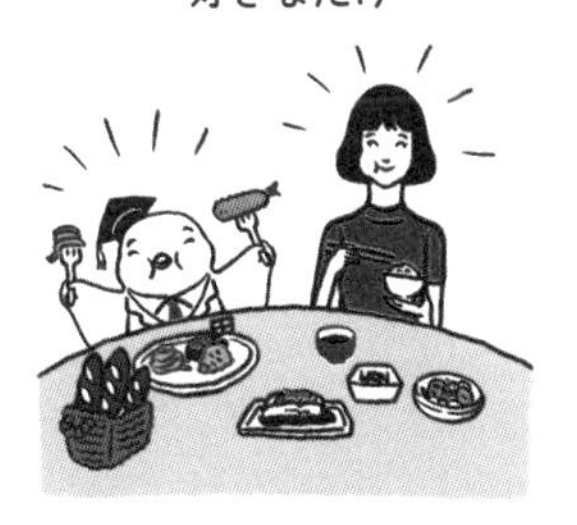

好きなものを好きなだけ食べてOK。体を温めるごぼう、れんこん、山いもなどの食材を意識してとると、効果大。よくかんで食事を楽しもう。

3食がっつりは胃に負担 食べすぎこそが体を冷やす

ごはんを食べすぎて眠くなるのは、消化のために血液が胃腸に集まり、脳への血流が少なくなるのが原因。つまり食べすぎると、胃腸以外の部位に血液が十分に行き渡らなくなり、体温低下をまねいてしまうのです。

また、食べすぎると、血液中に脂肪や糖、乳酸や尿酸などの老廃物が増えるため、血流が悪化。体を冷やす原因になります。

そこで取り入れたいのは、朝はドリンクのみ、昼をかるめに食べることで、食事の量を減らして体を温める「温断食」。

朝は胃腸に負担をかけず、すばやく血糖値を上げるジュースや紅茶を飲むだけにし、昼食は温め効果のある食材をとり入れたメニューを。代わりに夕食は好きなものを好きなだけ食べてヨシ。ただし、腹八分目でおさえることが、冷えとりの近道だということは忘れずに！

❼の答え ごぼう 陽性食材の「根菜」に分類。一方、夏野菜のなすには体を冷やす作用が。

ヨーグルトは温めて食べる

冷えがとれるワケ

■腸内環境の悪い状態が続くと、神経伝達物質である「セロトニン」の分泌が減って血めぐりが悪くなる。

■ヨーグルトに含まれる乳酸菌が善玉菌を増やし、腸内環境を整え、血流を改善。

■人肌程度に温めて食べることで胃腸に負担をかけず、菌の働きをスムーズにする。

{ ホットヨーグルトのつくり方 }

1、2回食べるだけでは効果は得られないので、毎日続けるのが理想的です。
体を温めるだけでなく、ダイエットや美肌にも効果があります。

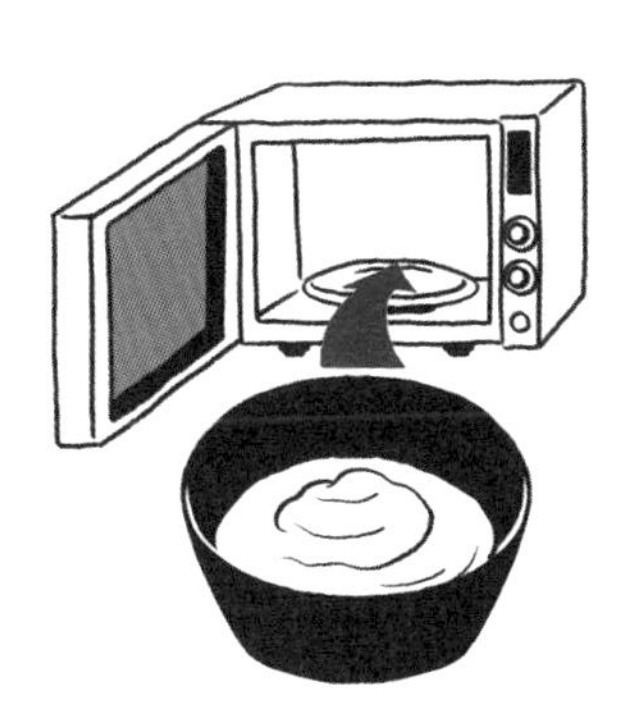

耐熱容器にプレーンヨーグルト100gを入れる。ラップをかけずに30～40秒加熱し、取り出してよく混ぜる。摂取量は1日200g程度が目安。毎日続けよう。

効果アップの組み合わせ

はちみつやグラノーラをちょい足し

善玉菌のえさとなるオリゴ糖が豊富なはちみつや、食物繊維たっぷりのグラノーラ、善玉菌を増やす「ペクチン」が含まれるりんごなどを加え、アレンジするのがおすすめ！

人肌に温めて乳酸菌パワーを生かす

健康のバロメーターとして注目される腸は、冷えとも大きなかかわりが。そのカギとなるのは、幸せホルモンと呼ばれる「セロトニン」です。

セロトニンは、心を落ち着かせて、気持ちを明るくする神経伝達物質で、約95％が腸の粘膜から分泌されています。これが多いほど精神が安定し、睡眠の質も高まるため、自律神経が整って血液の循環がよくなり、体が温まりやすくなります。

そこで、腸内環境を整えるために注目したいのが「ホットヨーグルト」。もともとヨーグルトに含まれる乳酸菌には腸内を整える効果がありますが、冷えたものだと胃腸の働きが悪くなり、乳酸菌パワーを十分に生かすことができません。一方、温めて食べれば胃腸への負担を減らせるので、乳酸菌の働きをスムーズにできるのです。

納豆塩麹を食べる

冷えがとれるワケ

■納豆に含まれる酵素ナットウキナーゼが、血液をサラサラにし、血行不良を解消する。

■塩麹の麹菌が、腸内環境を改善して血めぐりをよくする。

■そこに血行を促進する玉ねぎと発汗作用のあるしょうがを足してさらに温め効果アップ！

納豆塩麹のつくり方

食べるタイミングは朝昼晩いつでもOK。食べる量に制限はありませんが、
1日50g以上、だいたい納豆1パック分程度が目安です。

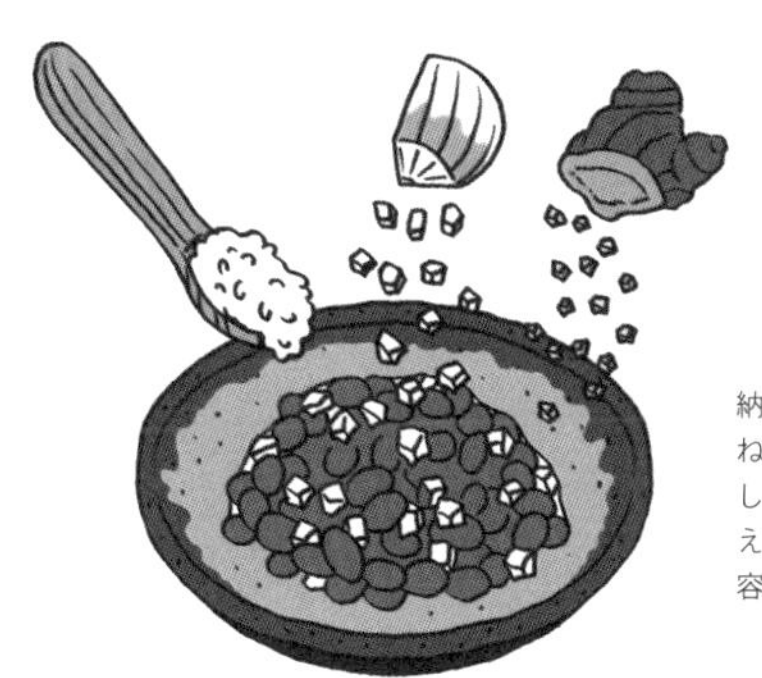

納豆150gに塩麹30～50g、玉ねぎのみじん切り¼個分、皮つきしょうがのせん切り1かけ分を加えてよく混ぜる。密閉できる保存容器に移し、冷蔵庫で一晩おく。

効果アップの組み合わせ

薬味や根菜など同じ陽性のものと合わせる

そのまま食べても効果を十分見込めるが、同じように温め力がある陽性食材と合わせれば効果が倍増。かぶなどの根菜、冷えをとるにらや、胃腸の働きを整えるねぎなどの薬味がおすすめ。キムチや、さば、まぐろといった魚も◎。

薬膳から見た温め食材と発酵食品の理想の組み合わせ

大豆は東洋医学の考えで、「平性」の食材ですが、大豆を発酵させた納豆は、体を内側から温める「陽性」になります。また、発酵により「ナットウキナーゼ」という酵素が生まれることで血液サラサラ効果が得られ、血行不良による冷えの改善が期待できます。そして、同じ陽性の食材である塩麹は、麹菌の力で腸内環境を改善。この2つを組み合わせた「納豆塩麹」は、薬膳から見た温め食材×腸内環境を整える発酵食品という、パーフェクトな組み合わせです。

さらに、血めぐりをよくし、体を温める作用がある玉ねぎと、発汗作用のあるしょうがを加えれば、冷えとり効果バッチリの一品に。辛味を抑えてまろやかにするために、一晩おくのがポイントです。そのまま食べるのはもちろん、野菜や肉・魚のたれとしても使えます。

4章

冷えとり
ファッション

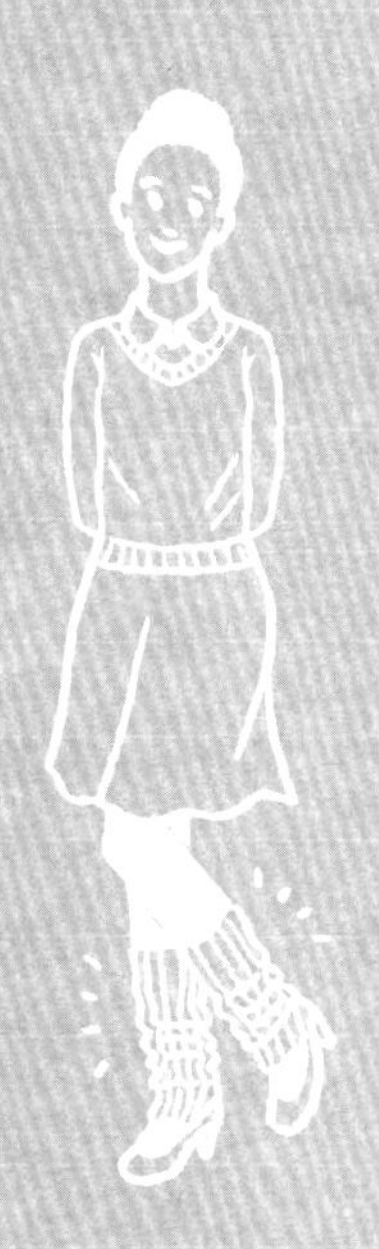

冷えを防ぐために大切なのは、ただ厚着をするのではなく、
ポイントをしぼって温めること。
着込みすぎはかえって「汗冷え」をまねきます。
ここでは季節ごとに合った、
冷えをとる着こなしを見ていきましょう。

足首や首など冷えポイントにしぼって温めて

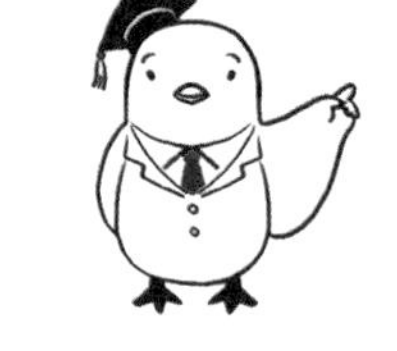

いちばん手っ取り早い冷え対策は、衣類で体を保湿すること。とはいえ、やたらと厚着するのは大間違い。汗をかいて逆に体を冷やしてしまううえ、着太りすることで、おしゃれにも見えません。

それよりも、効率よく冷えを防げる「温めポイント」にしぼって保温することが重要です。温めポイントとは、太い血管が通る腰から太ももにかけてと、血管が露出して外気の影響を受けやすい首、手首、足首の4カ所。とくに皮フのすぐ下に血管が通る「首」のつく部位をカバーすれば、寒い季節でも効率的に冷えを防ぐことができます。

また、下着選びも大切。パンツの上にガードルをはけば、温かいうえにヒップラインが引き締まって見えるから一石二鳥だと思い込んでいませんか？　でもじつは、下半身を締めつけるガードルは血行の悪化を引き起こし、かえって体を冷やす原因になります。これは、ピチピチのスキニーパンツやタイトスカートも同様。ですから、冷えを改善したいなら、洋服でも下着でも、あまり体を締めつけないものを選ぶようにしましょう。

一方、暑い夏も油断は禁物！　注意したいのが冷房による汗冷えです。外で汗をかき、そのまま冷房のきいた室内に入ると、汗の水分が冷房で冷たくなり、体を冷やす原因に。外では薄着、室内では夏用のカーディガンをはおるなど、体感温度によって着方を変えることが重要です。これは、冬の暖房による汗冷えも同じこと。状況に応じた冷え対策をご紹介します。

冷えとりポイント

■皮フのすぐ下に血管が通る「首」のつく部位を冷やさない。

■締めつけや着込みすぎに気をつけて血めぐりを妨げない工夫を。

■体感温度によって着方を変えて、汗冷えを防ぐ。

1年じゅう

矯正下着はなるべく着けない

冷えがとれるワケ

■ガードルやタイトスカートなど締めつける衣服だと、血行が妨げられてしまう。

■ラクな下着や服で自然と血めぐりをよくし、冷え解消につなげる。

きつい下着はNG

下半身を締めつけるガードルをショーツの上につけてしまうと、うっ血をまねき、かえって体を冷やすことに。

タイツにレッグウォーマーを重ねる

冷えがとれるワケ

■タイツなら太い血管が通る腰から冷えやすい足首まで保温できる！

■さらにレッグウォーマーを重ねて、血管が皮膚のすぐ下を通っている足首をカバー。

■脚全体を温めると、かえって汗冷えするので重ね着でポイントをしぼるのが正解♪

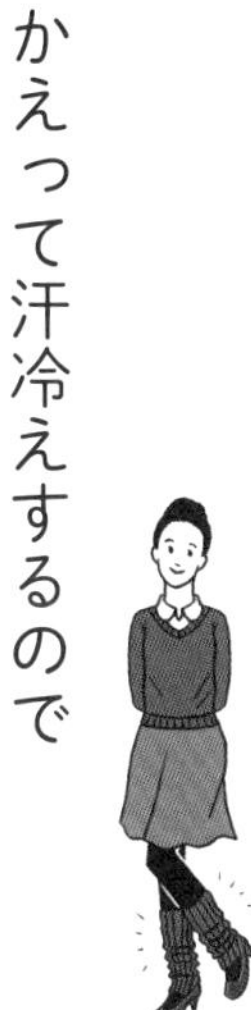
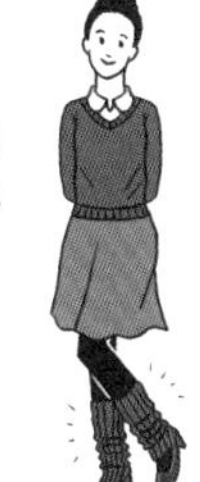

同系色で脚長効果

レッグウォーマーはタイツと同系色のものを選んで。脚のラインをひとつながりで見せるため、脚長効果がある。

 冷えとりクイズ❽ きゅうりの塩もみ or きゅうりの酢のもの、体を温めるのはどっち？ （答えは P.113）

1年じゅう

股上の浅い「ローライズショーツ」ははかない

冷えがとれるワケ

■ローライズのショーツではおなかも子宮も冷やしてしまう。

■おへそまで隠れるショーツの2枚ばきがおすすめ。

秋・冬

パンツは**ゆったりしたタイプ**を選ぶ

冷えがとれるワケ

■ゆったりしたパンツなら**空気の層**ができて暖かい。

■腰まわりにゆとりのあるデザインなら**薄手のレギンスを重ねばき**でき、さらに保温力アップ！

■**タイトなスキニーパンツ**は血流のポンプ機能を担う**脚の血行を妨げる**のでNG。

❽の答え　きゅうりの酢のもの　きゅうりは夏野菜だが、酢のものなら、酢が体の「クエン酸サイクル」を活性化させて食後約20〜30分で血流がアップ！

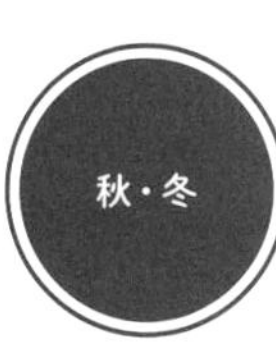

ストールは体感温度で巻き方を変える

冷えがとれるワケ

■首は皮フのすぐ下を血管が通っていて外気温が伝わりやすいため、ここから寒さが侵入すると、全身に冷えが回ってしまう。

■むやみに厚着すると汗をかいて逆に体を冷やす。

■ストールなら巻き方次第で温度調節できるため、汗冷えを予防できる！

{ 温度調節巻き }

首から肩までしっかり保温できるストールは、あったかおしゃれの強い味方。
巻き方を変えて温度調節し、汗冷えを予防しましょう。

屋外なら

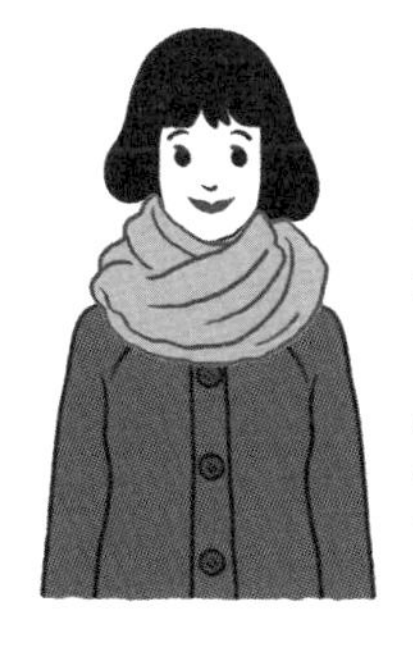

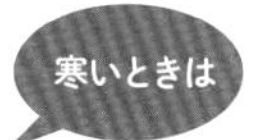

冷たい冬の風がコートの衿から入り込まないように、首のまわりにぐるぐる巻き。空気の層が何重にもできるので温め力がアップ。薄手のストールなら厚ぼったくならない。

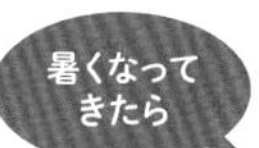

首からかけ、コートの下に垂らす。コートのボタンを開ければ、縦のラインが強調されて全体がすっきりと見える。ロングカーディガンを重ね着したようにも見えて、おしゃれ。

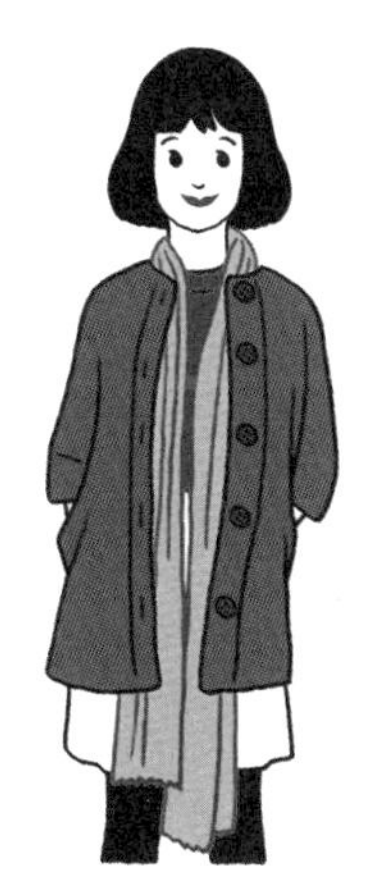

室内なら

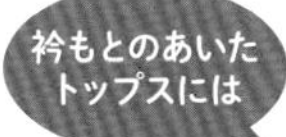

胸の真ん中で、ひと結び。結び目がアクセントとなって、胸もとが華やかに。ストールを斜めにずらして折ってから巻くと、端がランダムに重なり、軽やかな印象になる。

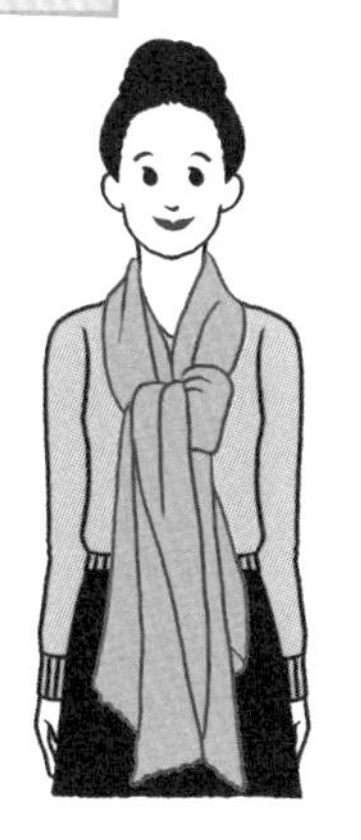

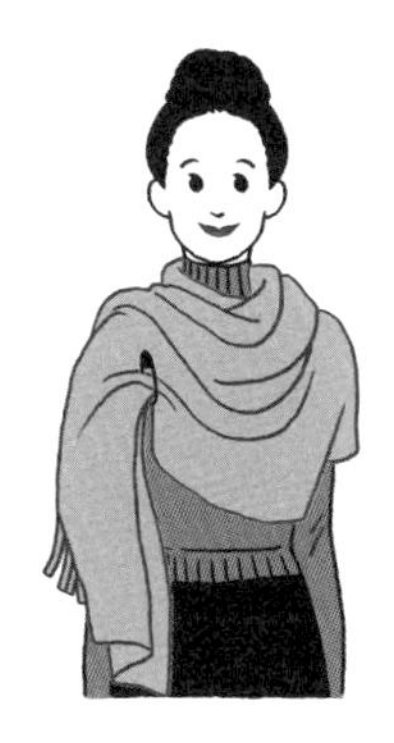

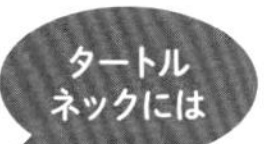

斜めにずらして折ったストールを肩に巻き、ピンで留める。首もとにボリュームが出ないので、厚苦しくならない。肩まわりのドレープとの対比で、顔を小さく見せる効果も。

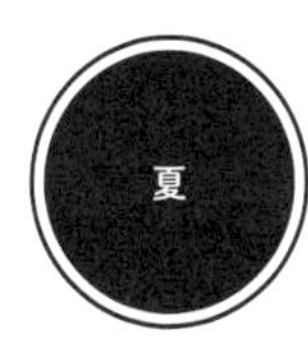

夏冷えには薄手のカーディガンを

冷えがとれるワケ

- 夏は外と室内の温度差によって自律神経が乱れて冷える。
- 過度な冷房によって外でかいた汗が冷やされ、全身の冷えにつながる場合も。
- 薄手のカーディガンなら、着方をアレンジでき、温度差による冷えにも、冷房による冷えにも臨機応変に対応できる♪

首まわりに巻く

ストールのように巻けば、首まわりの冷えをしっかりガードできる。
首もとにドレープをつくるのが、首を細く見せるためのポイント。

1

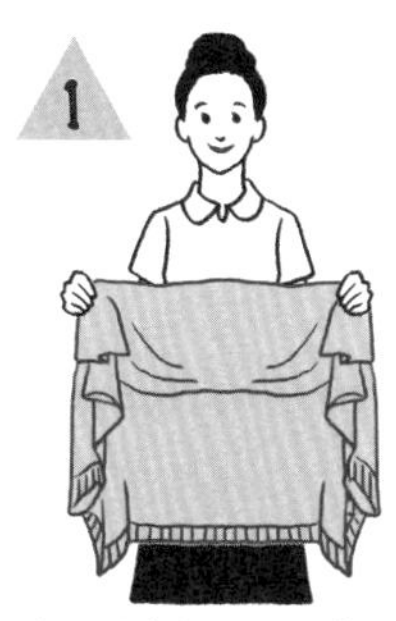

ボタンを全部開けた状態にして、そでのつけ根あたりでカーディガンを折る。

2

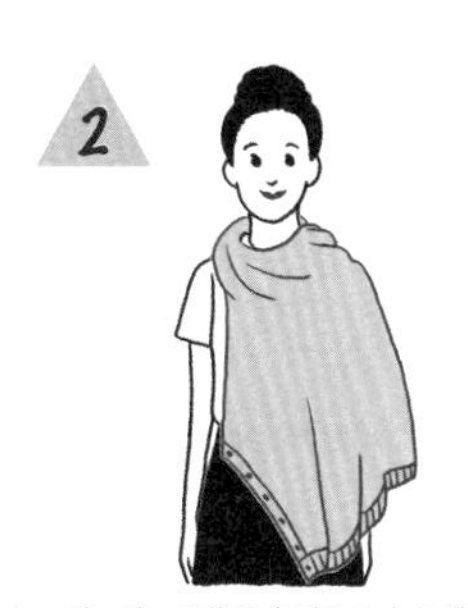

カーディガンの後ろ身ごろの中心が肩にくるように合わせ、そでとそでをからませるようにして首に巻きつける。しっかり留めたい場合は、首もとで、そでをひと結びしてもOK。

3

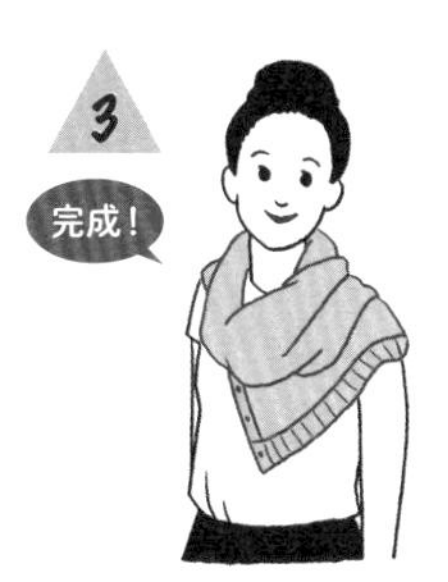

カーディガンの前身ごろが胸の下あたりまで垂れるように手で折り込む。ドレープを調節したら完成。

肩〜背中にかける

カーディガンのそでを背中側で結んでボレロ風にすれば、夏らしいすっきりとしたスタイルに。
肩から背中をカバーできるので、背中が冷えるときにおすすめ。

1

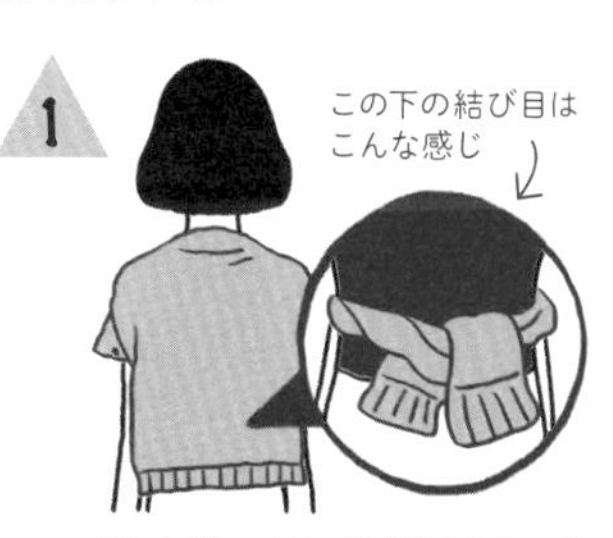

すそのボタンを2つほど留めたら、そでのつけ根部分でカーディガンを折る。そのままの状態で肩にかけ、そでをわきの下から背中に回して結ぶ。

2

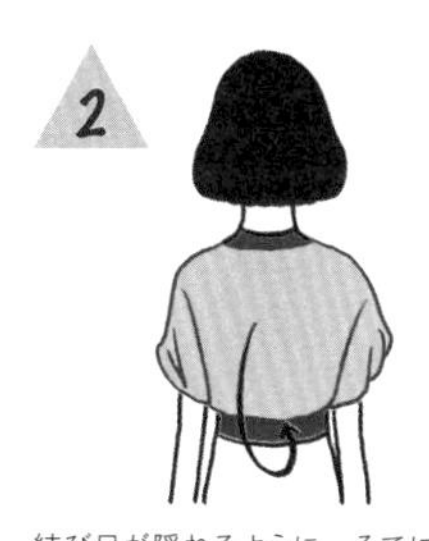

結び目が隠れるように、そでに身ごろを巻き込む。背中の上半分くらいの丈になるように調節する。

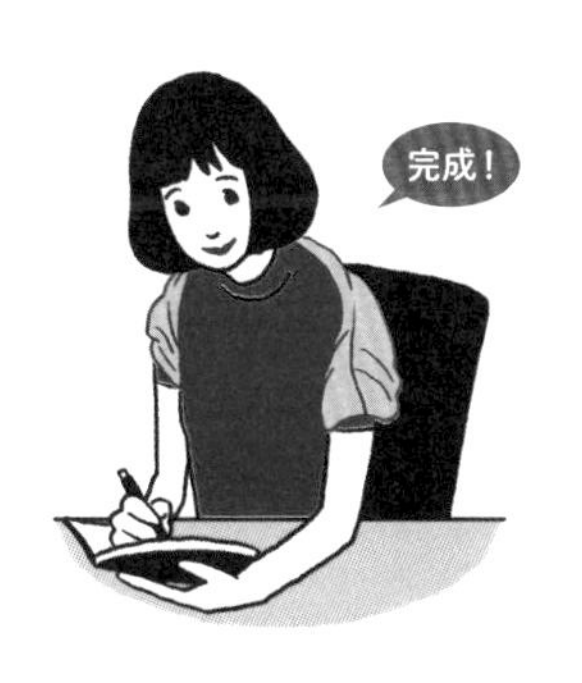

夏

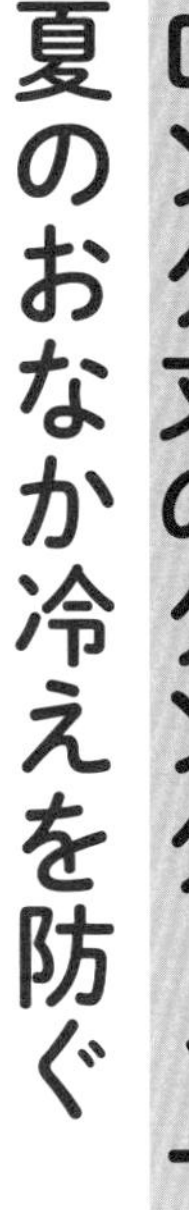

ロング丈のタンクトップで夏のおなか冷えを防ぐ

冷えがとれるワケ

■夏はブカッとしたシルエットや短い丈のトップスでおなかが冷えがち。

■シャツやトップスの下にロング丈のタンクトップを重ね着して、おなかをしっかり温める。

■ロング丈のタンクトップなら夏らしさはそのまま、夏冷えを防げる。

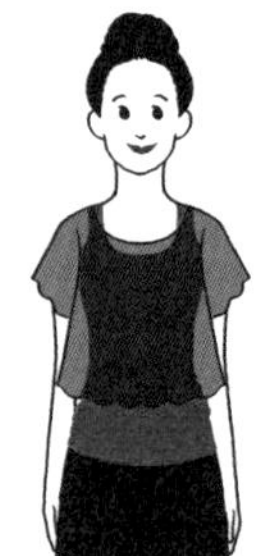

おなかが冷えがちなトップスに

ふんわりフェミニンなAラインのトップスには、ロング丈のタンクトップを下に重ねて、おなかの冷えを防止。

夏

夏、素足で靴をはかずに靴下を組み合わせる

冷えがとれるワケ

■サンダルやパンプス、スニーカーなど夏は素足で靴をはきがち。

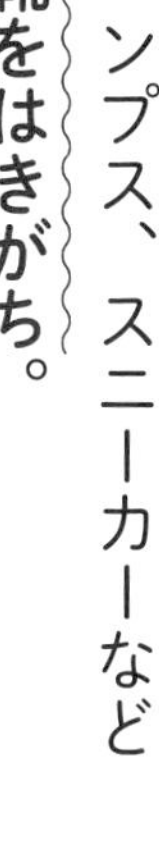

■靴下と組み合わせれば、足首や足先を保温できる♪

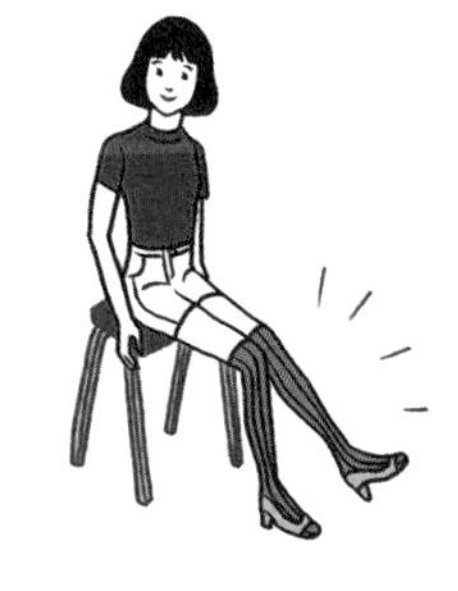

パンプス×ニーハイソックス

薄手のニーハイソックスがおすすめ。リブ編みのものは縦のラインを強調するので、脚長効果も期待できる。

⑨の答え　しょうが1かけ　大量のしょうがを空腹時にとると胃腸が荒れることも。消化力が落ちると体にエネルギーがめぐらず冷える。

5章

冷えとり睡眠

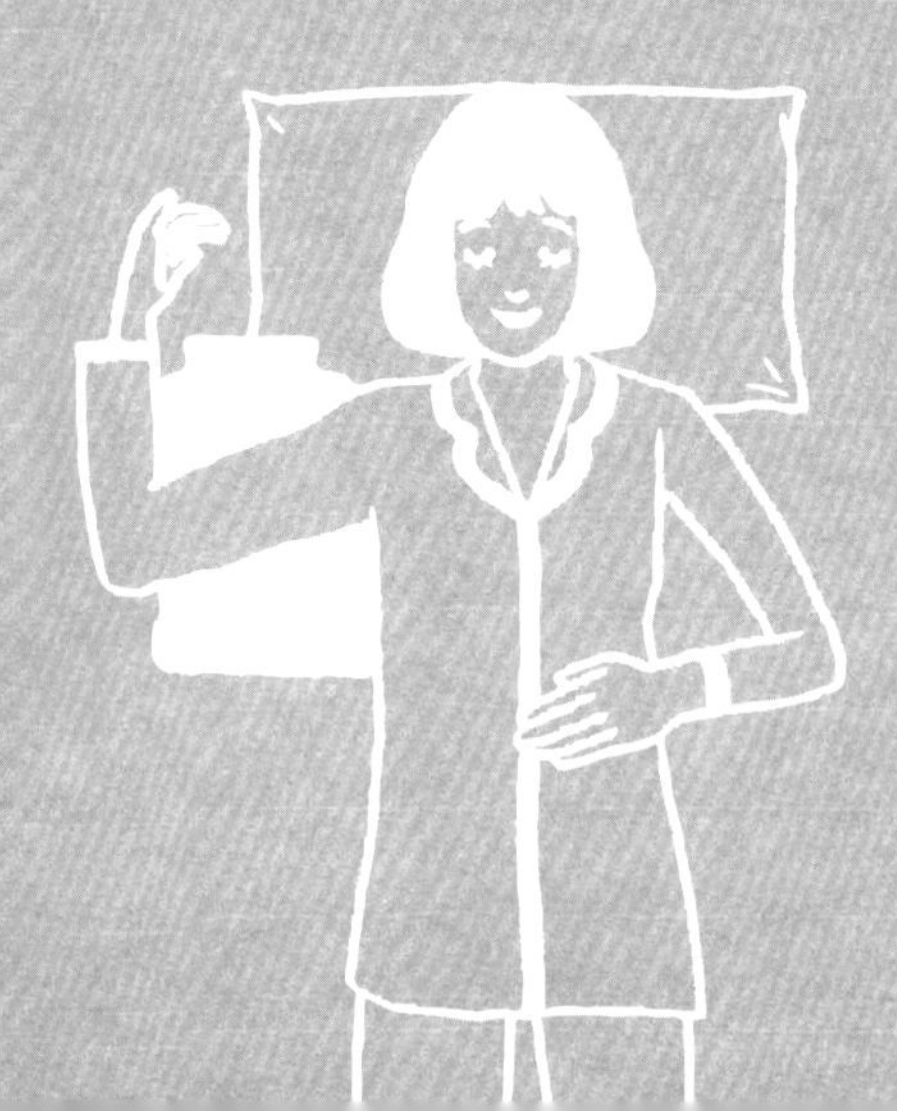

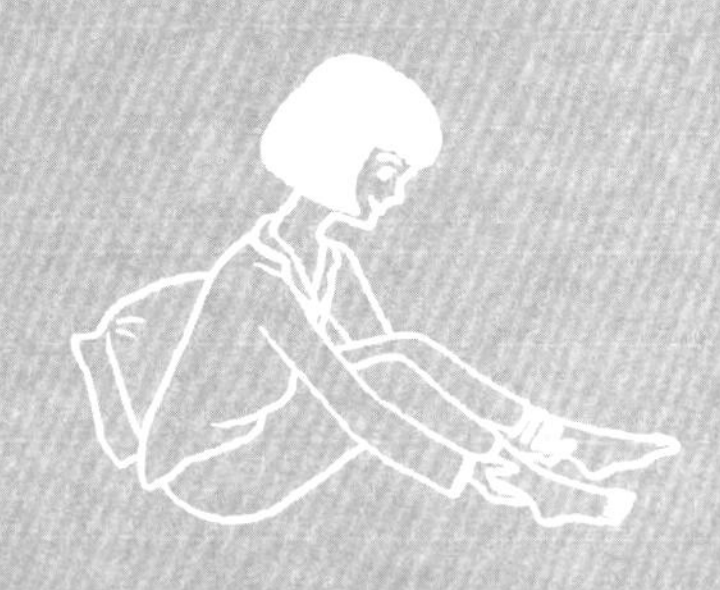

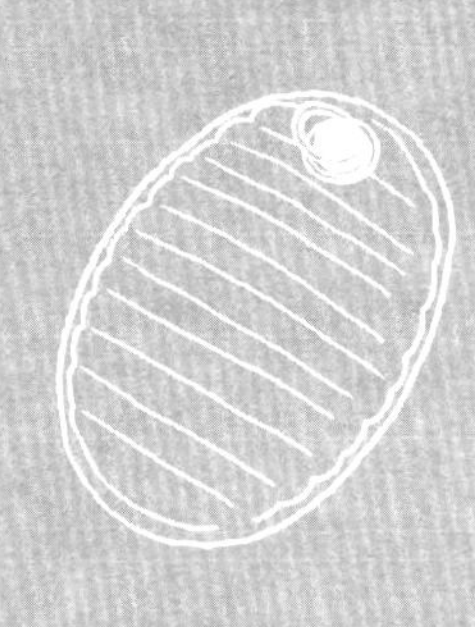

睡眠は体に血流をめぐらせ、
体温調節を正常に整えるうえで、とても大切です。
ぐっすり眠って、日中の体温をしっかりアップする
睡眠術をご紹介します。

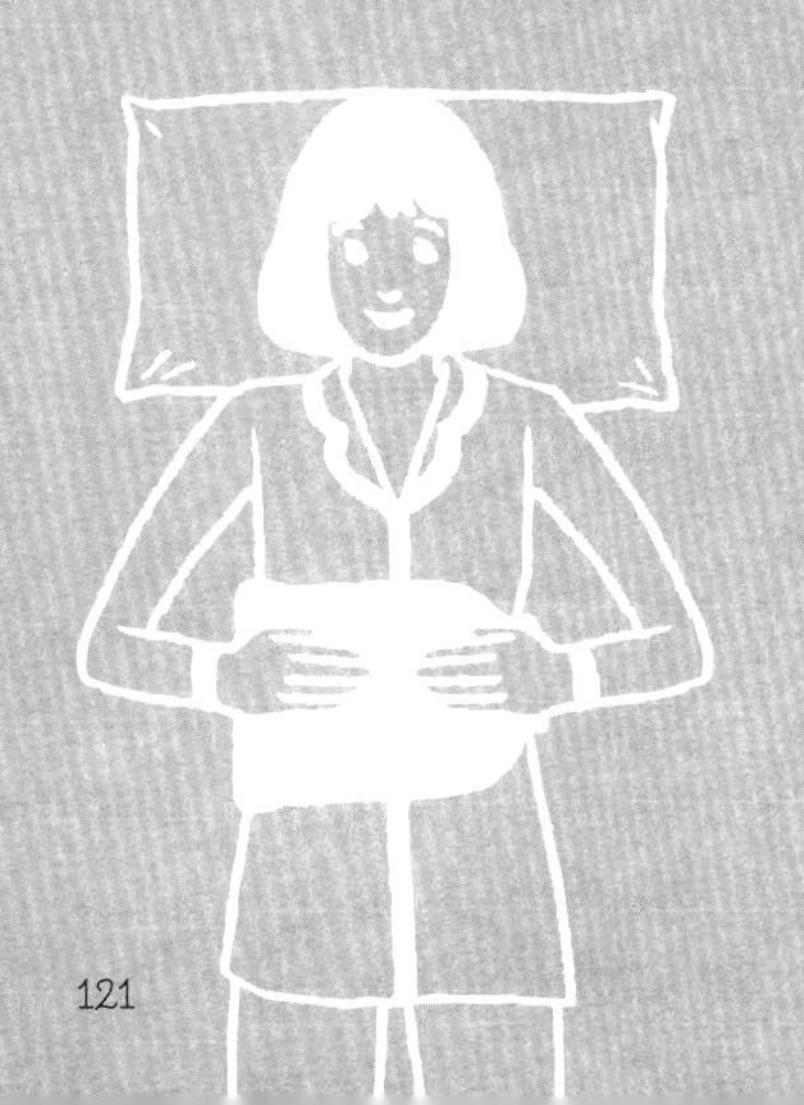

冷えとりへの道　その5

良質な眠りで体温調節や血行にかかわる自律神経を整えよう

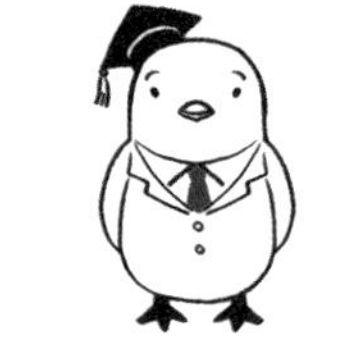

私たちの体は、交感神経と副交感神経という2種類の自律神経が無意識のうちに体温を調節する役割を果たしてくれています。

夜眠りにつくときは副交感神経が優位な状態にあり、まずは手足から放熱し、深部体温を下げます。深部体温が下がると人は深く眠ることができます。ところが、体は冷えを感じると、熱を逃さないよう交感神経を働かせ、血管を収縮させてしまいます。そうなると、血行不良で放熱が妨げられ、眠りにつきにくい状態に。眠りが浅ければ当然、日中に眠気をもよおすことになり、活動量が低下して、自分で熱を生み出しにくくなってしまいます。逆にいうと、不眠は体温調節を担う自律神経の乱れにつながり、冷えを悪化させます。

このように、「冷え」と「睡眠」は密接な関係にあり、どちらかが悪化すると「冷え不眠」に陥ってしまいます。ですから、冷えとりには睡眠の質を上げることが大切なのです。

また、睡眠中は積極的に体を温められないため、体の熱を失いやすい時間でもあります。だからこそ、体を冷やさない工夫が必要。ここでは、エアコンに頼らない夏の寝室づくりや、湯たんぽを使った効果的な温め方など、寝冷えを防いだり、寝つきをよくしたりする方法も取り上げています。これを機に、睡眠環境や就寝時の習慣を見直して、つらい冷えを撃退しましょう！

冷えとりポイント

■よい睡眠をとらないと自律神経が乱れて体温調節ができず、冷えをまねく。

■冷えると眠りは浅くなるので、さらに冷えを悪化させる。

■睡眠の質を高め、温かい環境で眠ることが大切。

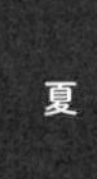

冷房を使わない寝室づくりで寝冷え・不眠を防ぐ

冷えがとれるワケ

■日中の大半を冷房の下で過ごす夏。睡眠中も冷房をつけていると、冷えが蓄積してしまい、「冷え体質」に。

■かといって、暑くて眠れないと自律神経が乱れ、体温調節がうまくいかなくなって冷えが進む。

■冷房に頼らない涼しい寝室づくりをすることで夏でも熟睡でき、冷えがとれる！

涼しい寝室づくりのコツ

冷房なしでも涼しい寝室をつくるには「室温」「風」「体感温度」がポイントに。
この3つを上手にコントロールして、快適な睡眠空間を実現させましょう。

扇風機で涼しい風をつくる＆空気を動かす

扇風機には、空気を動かして流れをつくり、涼しい環境にする働きも。寝ているときは、直接風を人に向けるのではなく、天井に向けて首振り運転にする。

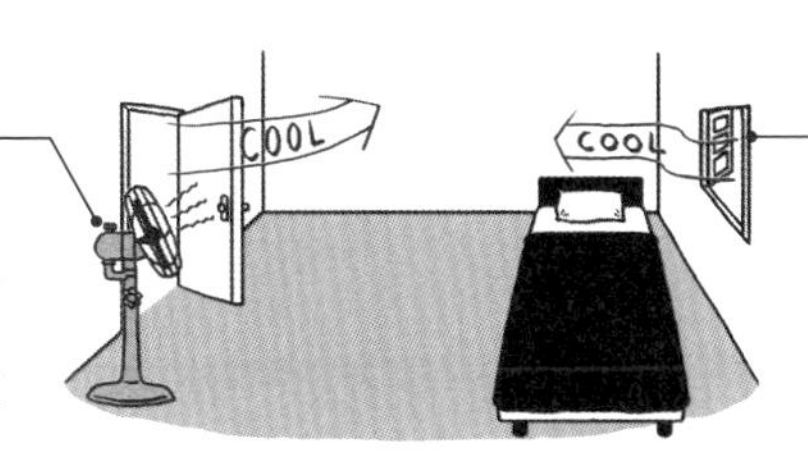

寝室の風通しをよくして夜の冷気を取り入れる

真夏でなければ、夜になったら家じゅうの窓を開け、夜の冷気をたっぷり家の中に取り込み、日中部屋にこもった熱気を追い出して。寝室はドアも開け、風通しをよくするのが大切。

冷却枕を使って「頭寒足熱」に

体感温度を下げるのに最適なのが冷却枕。頭を冷やすと寝つきがよくなるのは、東洋医学でいう「頭寒足熱」の状態になるため。冷却枕はタオルで包み、冷やしすぎないようにすること。

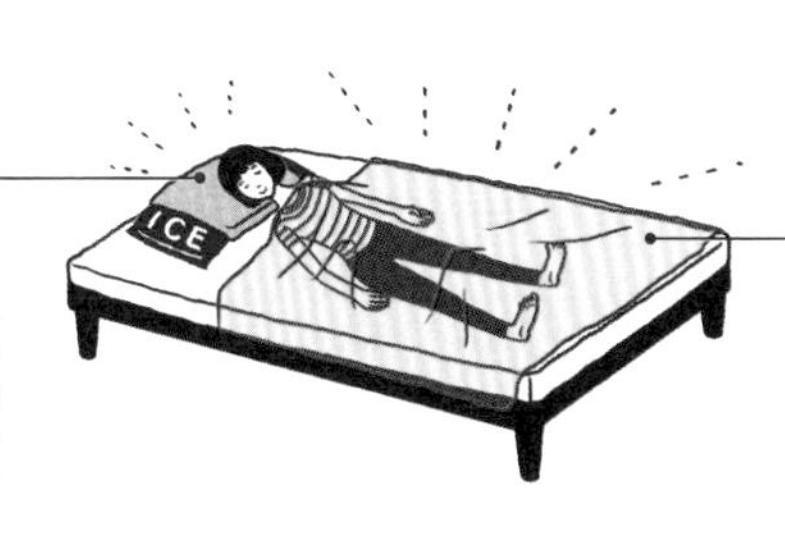

「体感温度」を下げる寝具を選ぶ

暑さは、実際の室温だけでなく体感温度によっても左右される。最近は、放熱性が高く、通気性にすぐれた素材を使った寝具がぞくぞく登場。この機会に寝具を見直してみるのも手。

自然に涼しい寝室をつくって冷房冷えにさよなら！

夏の寝苦しい夜、冷房を一晩じゅうつけていて、翌朝体調が思わしくないということはありませんか？ 暑くて、たまらず冷房をつける場合でも、寝ている間ずっと冷やし続けるのは考えもの。夏の日中は大半を冷房の下で過ごしているので、体は知らず知らずのうちにどんどん冷えているのです。そのうえ、夜まで冷房をつけっぱなしにすると、だるさだけでなく、深刻な夏冷えにより、さらなる不調をまねいてしまいます。

とはいえ、無理に暑さをがまんすると寝つけず、自律神経が乱れ、体温調節ができなくなってしまい、結果、さらに冷えが進んでしまうことに。そこでいちばんの解決策になるのは、冷房に頼らない涼しい寝室づくりです。上で紹介しているような方法で、夏の不眠冷えにさよならしましょう。

 冷えとりクイズ⑩ 出かけるとき、タイトなブーツ or レッグウォーマー、温めるのはどっち？ （答えは P.127）

秋・冬

湯たんぽで寝つきをよくする

冷えがとれるワケ

■眠る前に体を温めると血めぐりがよくなって適切な放熱ができ、深部体温が下がって深く眠れる。

■徐々に温度が下がる湯たんぽなら、深部体温の低下を妨げない。

■熱量の多い2ℓ入りの湯たんぽで大きな筋肉を温めると、さらに温め効果がアップ。

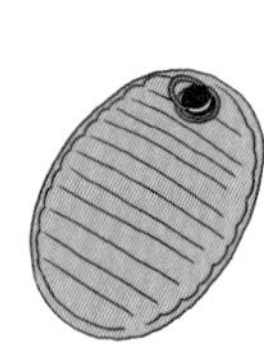

湯たんぽで温める順番

全身を効率的に温めるには、大きな筋肉のある部分を集中的に加熱するのがコツ。
3つのポイントを順に温めれば、心地よく眠りにつけます。

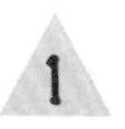

おなかに当てる

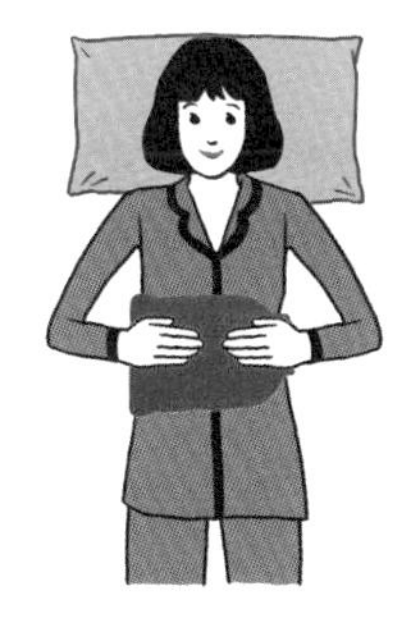

冷えのダメージを受けやすい内臓が集まっているおなか。また、大きな動脈も走っているため、ここが温まると全身に温かい血液が回るように。まずは、おなかをしっかりと温めて。

2

脚のつけ根～太ももに当てる

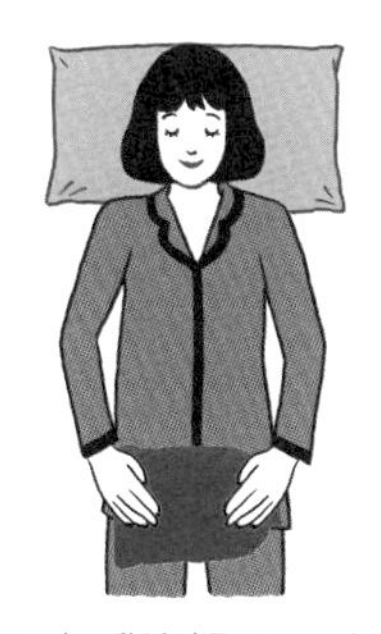

次に、太い動脈が通っている左右のそけい部に湯たんぽを。ここを温めると、おなかで温まった血液が足先まで運ばれて、ぽかぽかに。太ももは、前面だけ温めればOK。

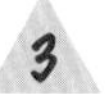

二の腕の外側に当てる

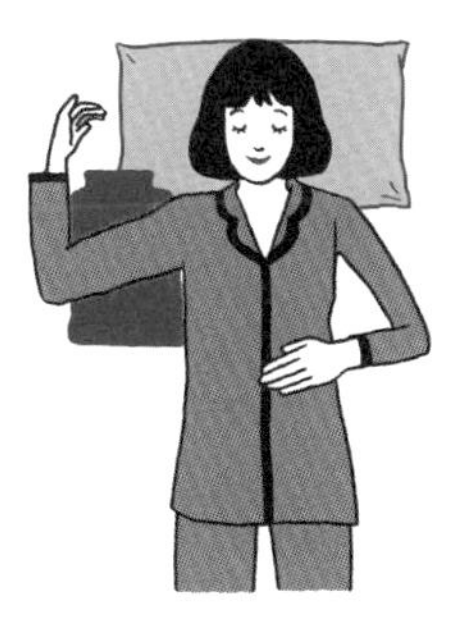

最後に力こぶの反対側、いわゆる「振りそで」を。ここにはふだんあまり使わない、衰えやすい筋肉があり、冷えの温床に。振りそでを加熱すれば指先までぽかぽか。

湯たんぽの強力な熱量で効率的に冷えを退治！

人は、手のひらや足の裏から熱を放射することによっておなかの深部体温が下がると、入眠しやすくなります。

ところが冷え体質の人は、血液が末梢まで行き渡りにくいので放熱がうまくいかず、体温が下がりづらい状態に。

そんな入眠時の体温変化を上手にサポートしてくれるのが湯たんぽ。温める順番は上に示した通りです。大きな筋肉があるところに当てて、効率よく温めましょう。

湯たんぽなら時間がたつにつれて温度が下がるため、眠りに必要な深部体温の低下を邪魔しません。また、エアコンなどのように、のどの粘膜や肌を乾燥させることもありません。

形や材質はいろいろありますが、毎日使うなら、熱量の多い2ℓ入りの湯たんぽがおすすめです。

⑩の答え **レッグウォーマー** レッグウォーマーで温められた血流が脚のポンプ作用で全身へめぐる。一方、締めつけるタイプのブーツは、血流を悪化させる。

秋・冬

寝室の冷気を寝具やカーテンで遮断する

冷えがとれるワケ

■秋冬の寝室が冷えるのは、**窓からの冷気**が主な原因。

■**断熱シート**を貼ったり、**厚手のカーテン**を床につくくらい長くかけ、冷気を遮断する。

■**敷きパッドをボア素材に**して、下からの冷気も遮断し、かつ、睡眠の質にかかわる**自律神経が通る背中**を温める。

1年じゅう

快眠パジャマで体温低下を防ぐ

冷えがとれるワケ

■寝汗は蒸発するときに体温を奪うので吸湿性・放湿性にすぐれたパジャマにする。

■血液やリンパの流れを促すために「寝返り」を妨げないゆったりしたものにする。

■太い動脈が通っている首、手首、足首や、おなか、腰をカバーできるパジャマで、温かい血液を末梢まで行き届かせる。

選び方のポイント

フードつきや厚手すぎる素材は避ける。また、冷気が入ってこないように、衿つきのものや、そで口のすぼまったものにする。

1年じゅう

「おはようマッサージ」で冷えた体をすっきり起こす

冷えがとれるワケ

■ふとんの中でできる簡単マッサージで体を温めれば、寒い冬もすっきり起きられる。

■すっきり起きると日中の体が活動モードになり全身の血めぐりがよくなって冷えがとれる。

■手の指先や足先をほぐして末端から徐々にぽかぽかに♪

おはようマッサージ

寝ている間に冷えた体は、いきなり動かさず、徐々にほぐして血めぐりアップ。
起きがけに、寝床で手軽にできるマッサージ。

手のひらを摩擦

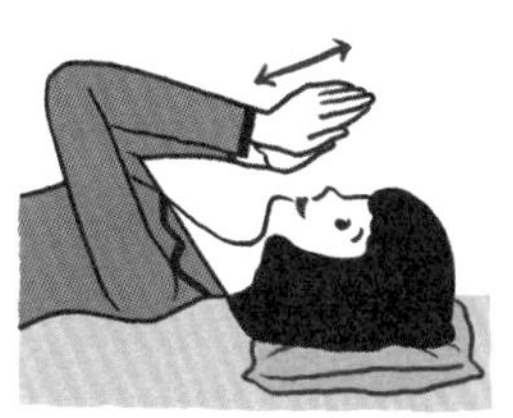

朝起きたら、横になったまま手のひらを顔の前で合わせ、力を入れずにかるくこすり合わせる。血液の流れがスムーズになって新陳代謝が活発に。力を入れてこするのは逆効果。

寝転んだまま指先を刺激

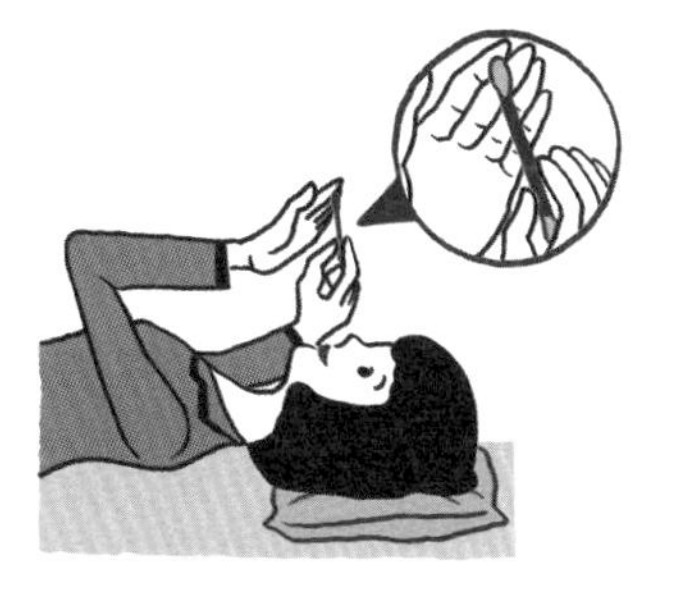

指先の冷えを温めるには、指先をかるく押すのがおすすめ。第一関節の指の腹を綿棒でやさしく5、6回押す。また、左右の指をそれぞれ第一関節より先で組んでも◎。

足首をもむ

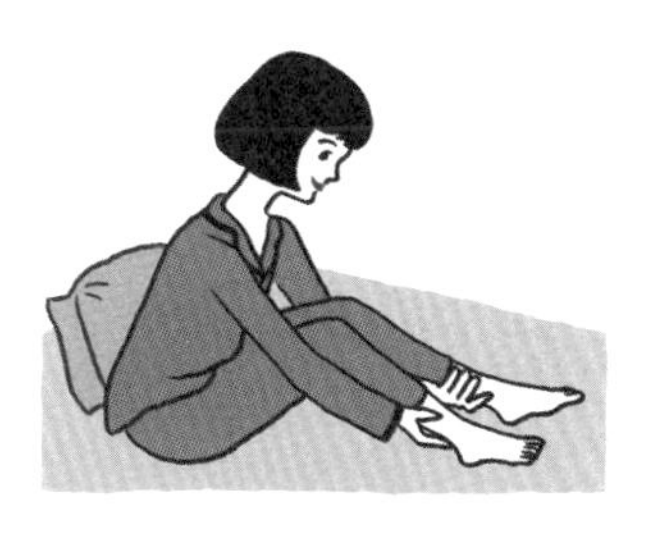

足の冷えは、指先だけでなく、足首をケアすると効率よく温めることができる。ふとんの上に座り、アキレス腱の部分をもむと、滞っていた血流がよくなって体がぽかぽかに。

睡眠中の冷えでこわばった体を徐々にほぐして血行促進

朝は、1日の中でもっとも体温が低い時間帯。さらに、眠っている間はあまり体を動かさないので、全身の血めぐりが悪くなっています。「毎朝、起きるのがつらい」「起きてもボーッとしてしまう」という人は、体の中から冷えきっている可能性大。特に冷え体質の人は、眠っている間に下がった体温を、活動モードにまでなかなか上げることができません。

けれど、朝のうちに体温を上げておかないと、夜までずっと体が冷えたままで過ごすことになり、ますます冷えが深刻化してしまいます。

そこで毎朝の習慣にしたいのが、手の指先や足先をほぐし、血行をよくして体温を上げる「おはようマッサージ」。ふとんの中で簡単にでき、体を温めてすっきりとした目覚めをもたらします。

1年じゅう

冷え&不眠タイプを分析して的確に温める

冷えがとれるワケ

■冷え不眠の傾向は、白血球の種類のうち「顆粒球」と「リンパ球」のどちらが多いかで2タイプに分かれる。

■「顆粒球」が多い人は、外部からのストレスを減らして、副交感神経を優位にすることで放熱を促進するケアを。

■「リンパ球」が多い人は、筋肉を増やして血液のポンプ機能を回復させるケアを。

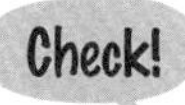

冷え＆不眠タイプを知ろう

冷え＆不眠のタイプが違えば、当然、それぞれが取るべき対策も異なります。
自分がどちらのタイプか、まずはチェックしましょう。

リンパ球タイプ

ケア方法はP.142～

・冷えの傾向

- □ 冷えに鈍い
- □ 慢性的に全身が冷える
- □ むくみと冷えを同時に感じる

・不眠の傾向

- □ 寝起きが悪い
- □ 日中に眠気を感じる
- □ 夜中にトイレに起きる
- □ いびきがうるさい

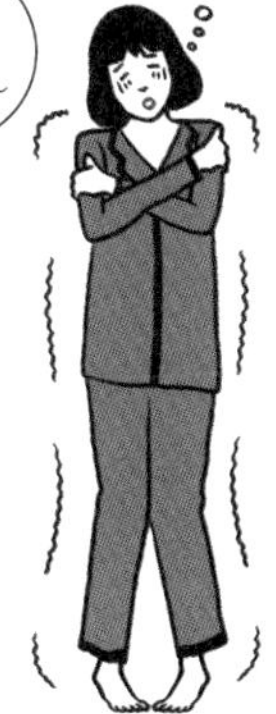
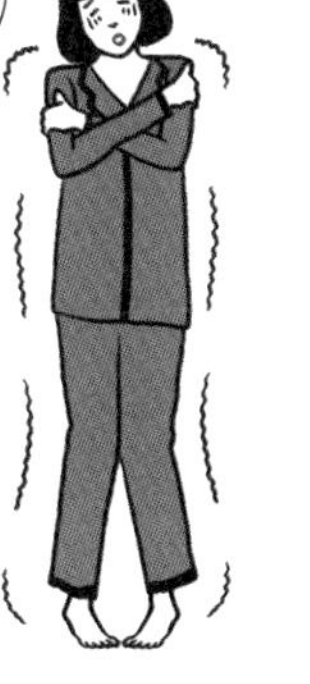

副交感神経が活発で「リンパ球」が多いタイプ。朝の目覚めが悪く、非活動的な人が多い。筋肉が少なくポンプ機能が低下しているため、むくみ冷えが慢性化している人が目立つ。

顆粒球タイプ

ケア方法はP.138～

・冷えの傾向

- □ 秋冬に強い冷えを感じる
- □ 手足が冷たい
- □ 末端が冷えているのに顔がほてる「冷えのぼせ」を感じる

・不眠の傾向

- □ 寝つきが悪い
- □ 熟睡できない
- □ 朝早く目覚めてしまう
- □ 歯ぎしりをする

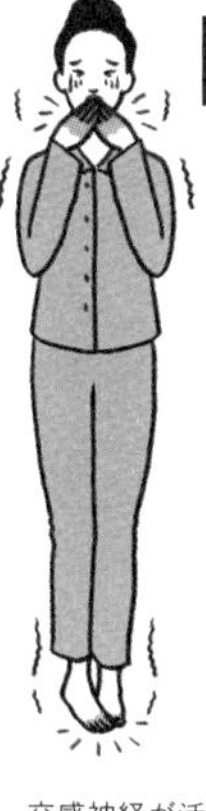

交感神経が活発で「顆粒球」が多いタイプ。外部からのストレスを受けやすく、緊張で血管や筋肉が収縮しがち。特に冬場は、手足などの末端が冷えて、なかなか寝つけない。

タイプ別の対策で根本から冷え不眠を撃退！

睡眠と冷えは密接に関係し、一方が悪化すると「冷え不眠」の状態に。解消するには、タイプ別のケアが必要です。

「顆粒球」タイプは、体をアクティブモードにする交感神経が優位で血管が収縮するため、体から熱を逃せず、寝つけないタイプです。また、血めぐりが悪いので冷えのぼせになりがち。夜は体をリラックスモードにして血流を促す副交感神経が優位になるよう、入浴などで心身の緊張をほぐし、放熱を促すケアをしましょう。

一方、「リンパ球」タイプは、熱を生み出す筋肉が少ないのが弱点で、筋肉量が不足すると、体のポンプ機能や排泄機能が低下し、冷えとむくみを併発します。改善するには、適度な運動で筋肉を増やすことが重要です。

どちらのタイプかチェックして、さっそく冷え不眠対策を！

顆粒球タイプのケア

「3分歯磨き」をする

冷えがとれるワケ

■歯磨き剤をつけて
3分間ゆすがずに磨くことで、
サラサラとした唾液の分泌を促す。

■サラサラとしたよい唾液が出ると
副交感神経が高まり、
緊張がほぐれてリラックスして眠れる！

歯磨き後は……

よい唾液を残すため、歯磨き後はおちょこ1杯分の水を口に含み、5秒くらいゆすいでから吐き出すだけでOK。

顆粒球タイプのケア

息を吐ききる「10秒呼吸」をする

冷えがとれるワケ

■呼吸は自律神経をコントロールする。**吐くことを意識した深い呼吸**をすれば、副交感神経が優位になる。

■副交感神経が優位になると、**心身の緊張がほぐれて血行がアップ**し、よく眠れる。

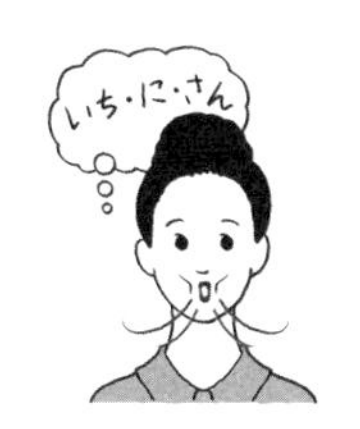

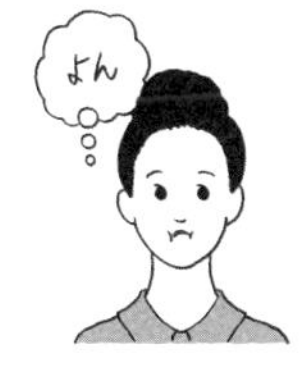

①息を吸う

鼻から深く息を吸い込み、頭の中でゆっくりと1から3まで数える。4で息を止める。

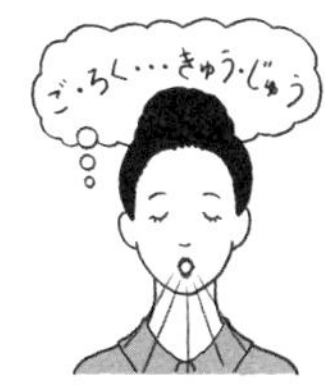

②息を吐く

息を吐きながら5から9まで数え、10で吐ききる。①②を3回行う。「吸う」よりも「吐く」ことを意識して。

⓫の答え **ゆったり靴下** 足首をぴったりと固定する靴下は血流を圧迫し、暑くても脱ぎにくいため汗冷えをまねく。

顆粒球タイプのケア

ふとんに入ったら作業禁止！

冷えがとれるワケ

■眠りに関係のないものを寝室に持ち込むと交感神経がますます優位になり、血管や筋肉を緊張させ、血行不良の原因に。

■読書やメールはほかの部屋ですませ、寝室を「寝る場所」として体に認識させることで緊張状態を解いて快眠につなげる。

顆粒球タイプのケア

寝るときは靴下はつけない

冷えがとれるワケ

■体が休息モードに入るには、深部体温を下げる放熱が不可欠！

■靴下を着けていると放熱が妨げられ、体温調節機能が乱れる。

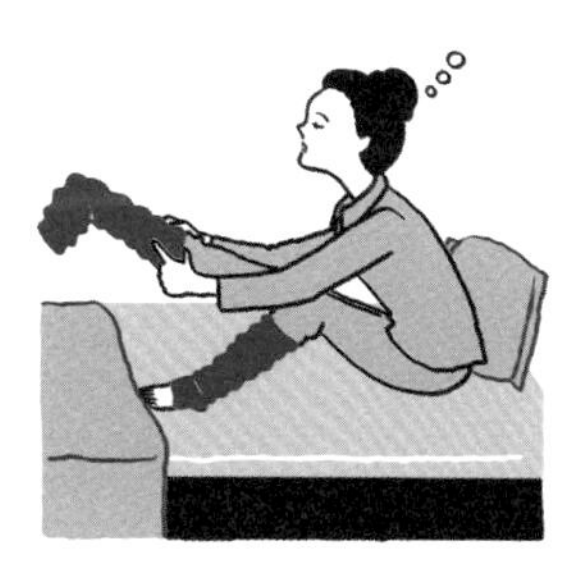

着けるなら
レッグウォーマー

就寝時に身に着けるなら、放熱するつま先をふさがないレッグウォーマーが最適。足の冷えで眠れない場合も◎。

リンパ球タイプのケア

「かかと上げ運動」をする

■脚などがむくんでいると寝たときに体の水分が気道をせばめていびきによる不眠をまねく。

■かかと上げ運動でふくらはぎを鍛えることで、むくみが解消される♪

冷えがとれるワケ

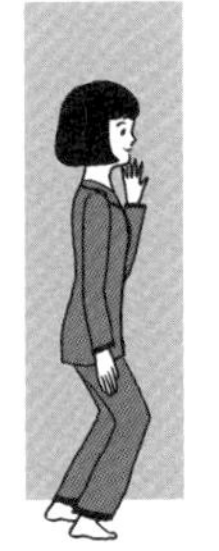

①ひざを曲げる

片手を壁に添えて立ち、かるく足を開く。肛門をきゅっと締め、へその下に力を入れた状態でひざを曲げる。

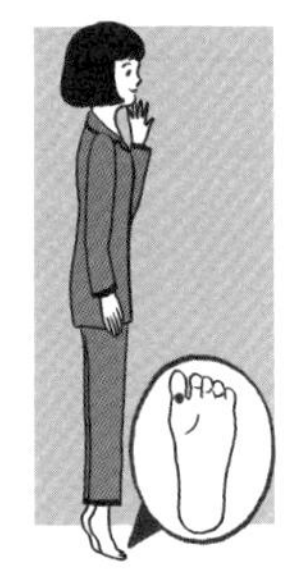

②つま先立ちする

ゆっくりとつま先立ちをする。このとき、足の親指のつけ根に体重をのせるようにする。①②を20回繰り返す。

リンパ球タイプのケア

「ヒップリフトエクササイズ」をする

冷えがとれるワケ

■**寝返り**には、**血液やリンパの流れを促し**たり、**体温調節**をしたりする役割がある。

■**腰からおしり**にある寝返りに必要な筋肉を「ヒップリフトエクササイズ」で鍛えれば、スムーズに寝返りでき、快眠につながる。

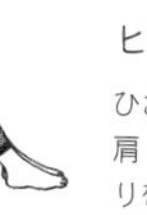

ヒップリフトエクササイズ

ひざを閉じ直角に立てる。肛門を締め、肩・腹・ひざが一直線になるようおしりを上げ、徐々に下ろす。5回以上行う。

冷えとりクイズ⑫ フリースの服に下着を合わせるとき、綿の下着 or 化繊の下着、温めるのはどっち？

（答えは P.141）

「インターバル運動」をする

冷えがとれるワケ

■弱い運動と強い運動を交互に繰り返す「インターバル運動」をするとエネルギー代謝が促される。

■この運動を夕方に行って体温を上げておくと夜にしっかり体温が下がって眠れる。

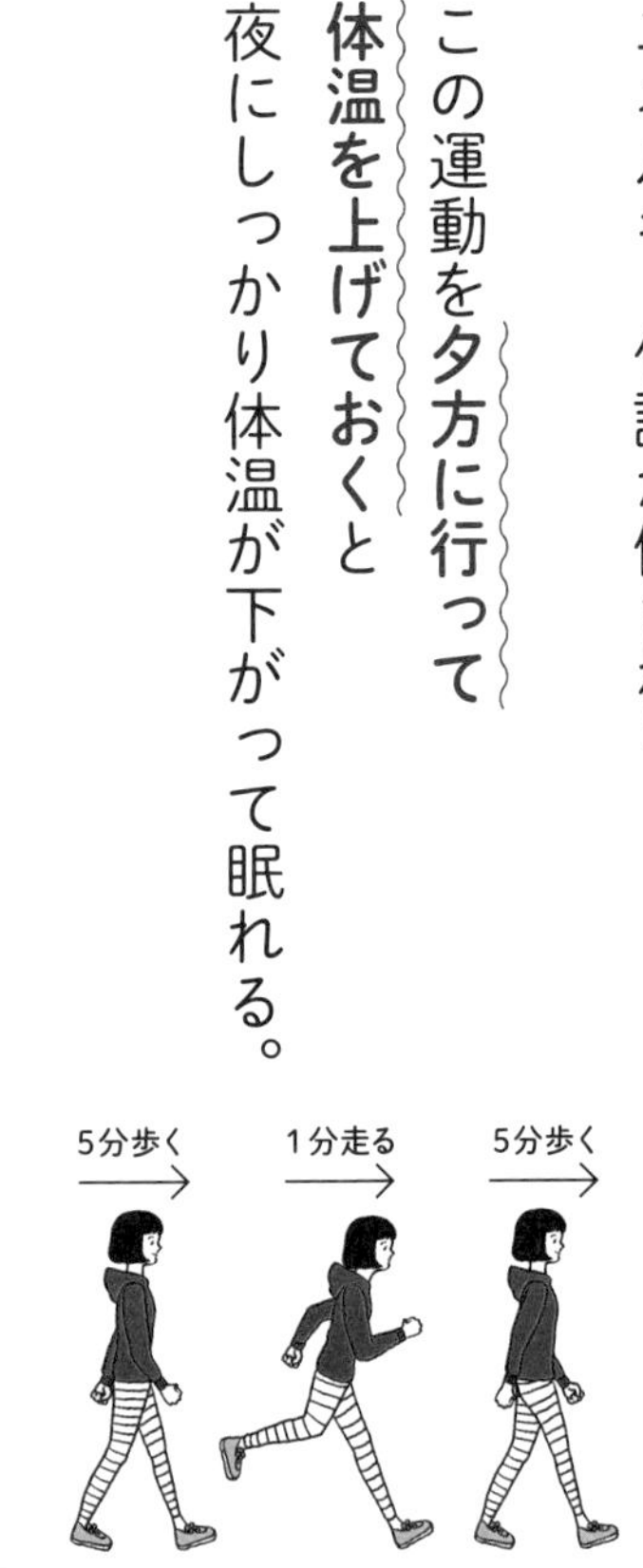

まずは週1回から

「5分歩く+1分走る」など、弱い運動と強い運動を交互に繰り返す。

リンパ球タイプのケア

キムチ&白湯を朝の習慣に

冷えがとれるワケ

■朝、体を内側から温めてくれるキムチなど辛いものを食べることで、日中しっかり目覚めた状態になり、夜眠れるように。

■朝の飲み物には白湯を選んで、胃に負担をかけずに体温を上げる。

⑫の答え　化繊の下着　似た素材の組み合わせなら静電気が起こりにくい。静電気が生じると血管が収縮し冷えにつながる。

6章

子宮の冷えとり

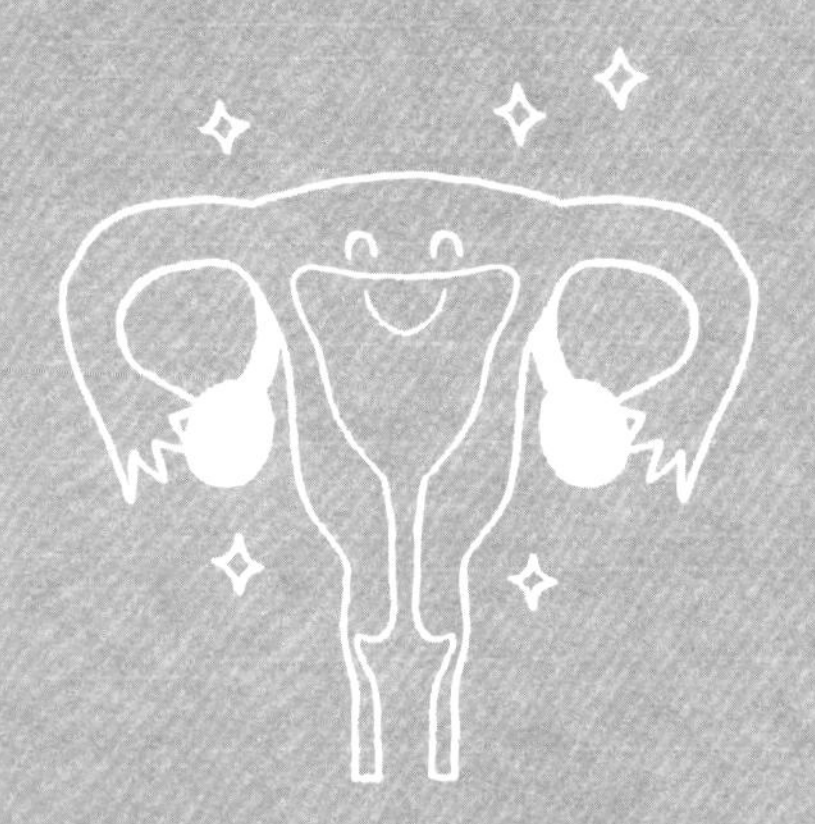

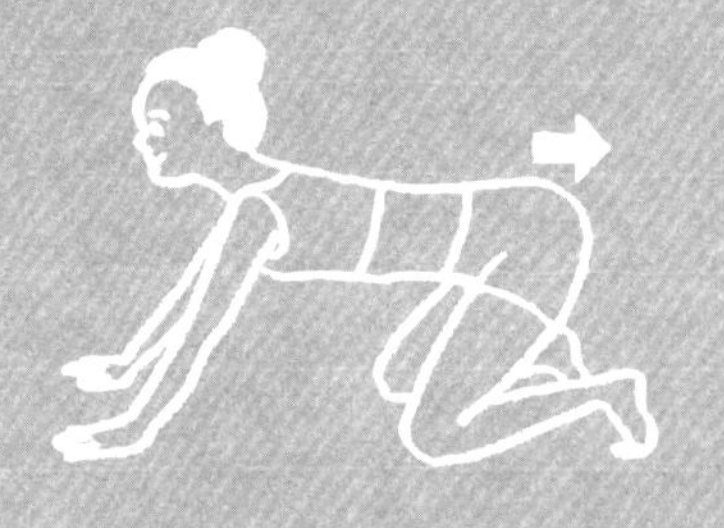

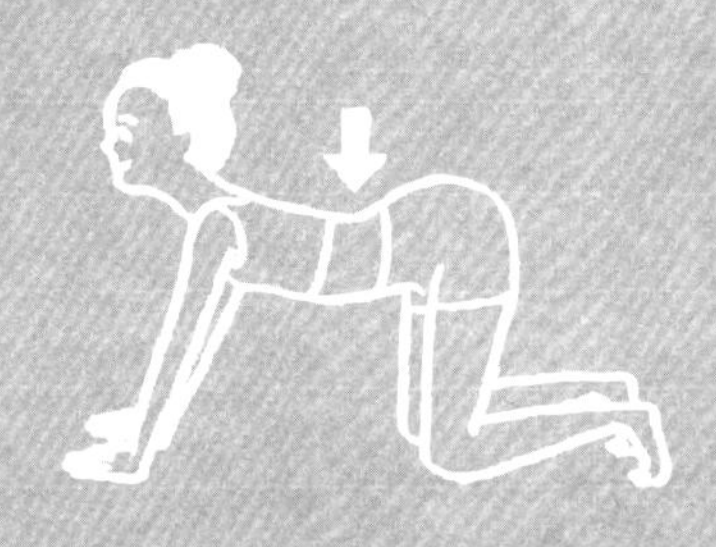

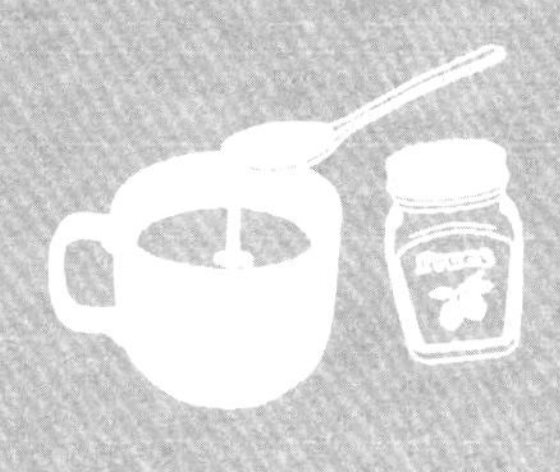

女性が気になる不調といえば
生理痛やＰＭＳなどの婦人科トラブル。
これらには、子宮の血めぐり悪化が深くかかわっています。
大切な器官「子宮」の冷えとりについて勉強しましょう。

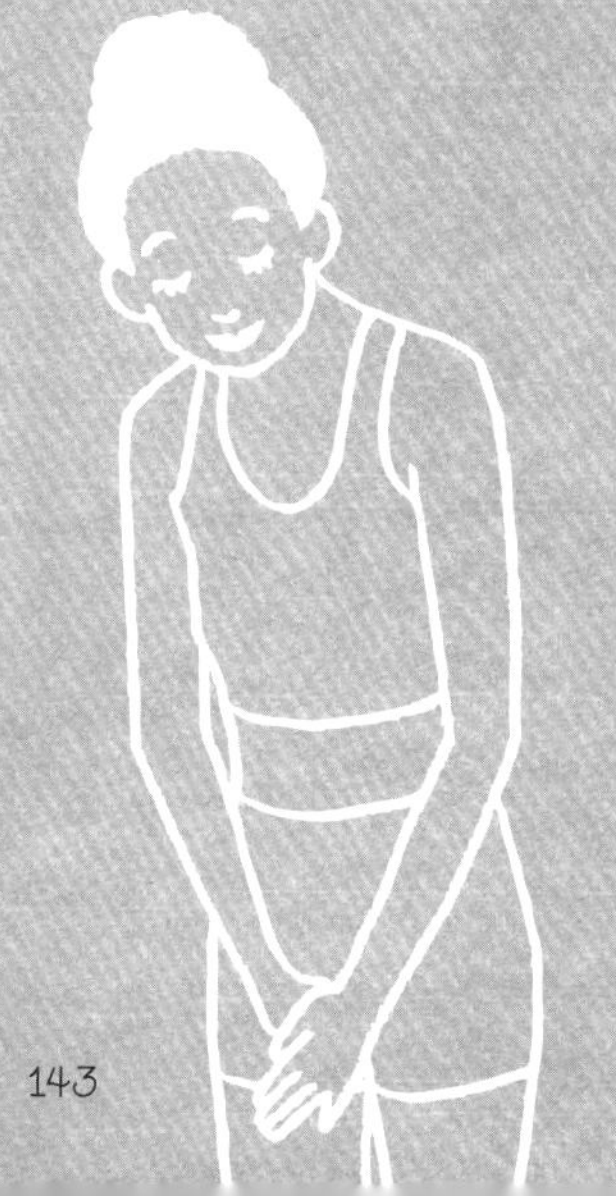

生理トラブルに妊娠力低下……子宮の冷えは見逃し厳禁！

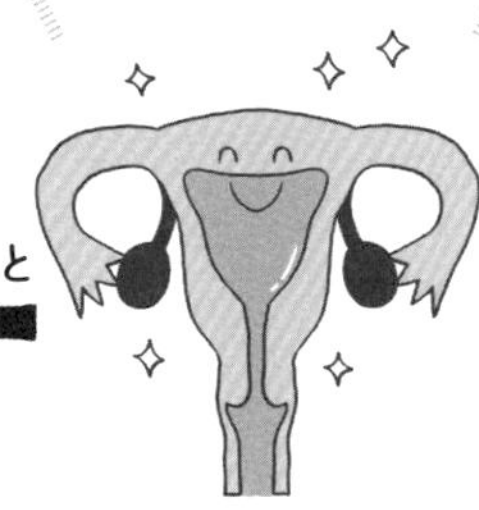

女性ならではのさまざまな不調には、子宮の冷えが大きくかかわっています。子宮は、体内で赤ちゃんを育てるために必要な大切な器官。ここには、栄養を充分に送り届けるために、たくさんの血液が流れ込んでいます。その血流が冷えて滞ると、子宮の筋肉がコチコチに硬い状態になってしまい、生理痛やＰＭＳ（月経前症候群）、生理不順などのトラブルを引き起こすのです。

さらに、子宮や卵巣が冷えによって正常に機能しなくなると、ホルモンや自律神経のバランスも乱れてしまいます。それによって、代謝や免疫力などの体全体の機能が低下するうえ、イライラしたり、不安になるなどの心のバランスも不安定に。そんな心身の不調は

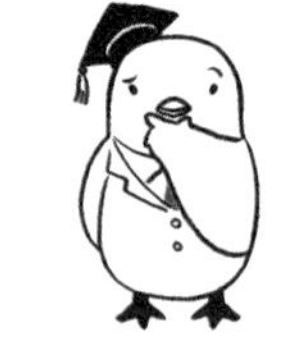

もちろん、「赤ちゃんがほしい！」、そう思い立ったときに、妊娠しやすい状態にしておくためにも、日頃から子宮の冷えとりを心がけましょう。

子宮の冷えを改善するには、血流をスムーズにすることが大切です。そのために有効なのは、食事やストレッチなどで体の内外から子宮を温めることと、骨盤を動かすこと。また、生理中・生理前・排卵期・排卵期後と、生理周期によって女性の体は変化するため、その変化に合わせた対策を行うこともポイントです。

ここでは、生理周期に合わせた子宮の冷えとりや、骨盤内の骨を刺激して、子宮の血流をアップする方法についてご紹介します。

子宮の冷えをとるとこんないいことが！

- ■生理痛やPMS、生理不順の改善！
- ■妊娠力＆免疫力アップ！
- ■体全体の冷えもとれる！

生理周期ごとの温めケアを試す

子宮冷えがとれるワケ

■子宮や卵巣が冷えると血流が滞り、ホルモンや自律神経のバランスが乱れ、全身の冷えにつながる。

■女性は生理周期によって体温やホルモンバランス、骨盤の状態が変化する。

■4つの生理周期に合わせてケアすることで子宮を効果的に温めることができる♪

{ 生理周期によって女性の体は変化する }

生理周期によって、子宮やそれを支える骨盤は、日々変化しています。
効率的に子宮を温めるためにも、生理周期に合わせたケアを実践しましょう。

〈 生理中 〉
（1〜7日目）

もっとも子宮が冷えやすい時期。この時期に子宮が冷えて硬くなると、生理痛や頭痛をまねくことに。食事や入浴などで、体の内側からも外側からも温めるように心がけて。
→ P.148 〜

〈 生理後〜排卵期 〉
（8〜14日目）

この時期に子宮内膜が排卵に向けて再生される。体調が安定するので、体を動かすと◎。基礎体温が低温期から高温期に変わるあたりが排卵日の目安。 → P.154

〈 排卵後 〉
（15〜21日目）

排卵後から次の生理の1週間前までは、ホルモンバランスが急変する時期。むくみなどの不調が出やすいので、生活リズムや腸内環境を整え、リラックスして過ごして。
→ P.155

〈 生理前 〉
（22〜28日目）

次の生理がはじまる1週間前は、骨盤が開き、子宮にたくさんの血液が集まる時期。下半身をしっかり温めて、子宮の機能を正常に保つことが肝心。 → P.148 〜、P.156 〜

※上記は28日周期の場合の目安。

子宮の温め方は生理周期によって変わる！

子宮が冷える最大の原因は、血流が滞ることです。すると、女性ホルモンや自律神経のバランスが乱れ、全身の冷えにもつながります。

子宮の冷えは自覚しにくいものですが、生理痛やＰＭＳ（月経前症候群）、生理不順などのトラブルがある人は、冷えている可能性が大。今すぐ子宮の温めケアをしましょう。

ただし、女性の体は生理周期によって、体温やホルモンバランス、骨盤の状態などが変化しています。そのため、そのときの体の状態に合った温め方をするのがポイントです。

生理周期は、上で紹介している生理中、生理後〜排卵期、排卵後、生理前の４つに大きく分けられます。次のページから紹介している各周期に合わせた方法で効率よく温めて、子宮の冷えを改善しましょう。

生理中・生理前のケア

仕事中は「ペットボトル湯たんぽ」で温める

子宮冷えがとれるワケ

■長時間のデスクワークは子宮の血流を妨げ、冷えにつながる。

■50℃のお湯を入れたペットボトル湯たんぽを当てれば仕事中も子宮を温められる♪

■ペットボトルを蒸しタオルで巻くことで、保温効果が持続。

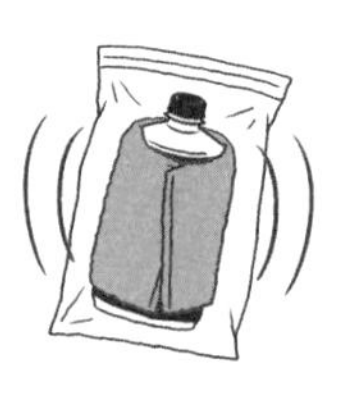

ペットボトル湯たんぽのつくり方

水でぬらして電子レンジ（600W）で1分加熱した蒸しタオルを、50℃のお湯を入れたホット専用のペットボトルに巻いて、ポリ袋の中へ。蒸しタオルを電子レンジから取り出すときは、やけどに注意。

生理中・生理前のケア

起き抜けにプルーンエキスを溶かしたお湯を飲む

子宮冷えがとれるワケ

■起き抜けは、代謝と体温が落ちているので冷たい水を飲むとさらに冷えが悪化！

■プルーンエキスを溶かしたお湯で胃腸から全身を温めて子宮にも血液を送る。

■鉄分を含むプルーンなら貧血になりがちな生理中に血液をつくるサポートをしてくれる。

代謝も体温もアップ！

プルーンエキスは、商品に表示されている分量を目安に、お湯に溶かす。カップを包むように持って飲めば、両手も温まる。

⑬の答え　毛布　電気毛布に頼りすぎると、体温調節機能がうまく働かなくなる場合も。

生理中・生理前のケア

体を洗う順番を工夫する

子宮冷えがとれるワケ

■**生理中、生理前**は特におなかに冷えを感じやすい。

■**湯ぶねから出たり入ったり**を繰り返すと、無理なく全身の血流が改善して温まる。**骨盤内の血流もアップ**して子宮までぽかぽかに。

分割浴で血めぐりUP

38～40℃のぬるめのお湯につかって、湯ぶねに出たり入ったりを繰り返す。合間にシャンプーやフェイスパックなどをしよう。

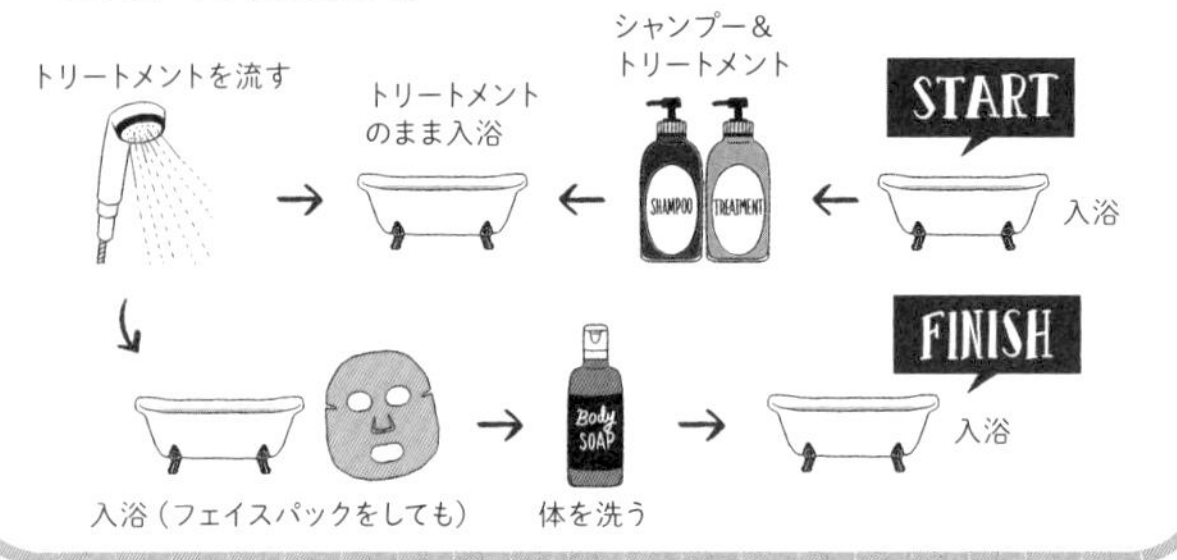

生理中のケア

赤身肉やレバーを食べる

子宮冷えがとれるワケ

■**一回の生理で約20〜30㎎の鉄が体外に流出する**ため生理中は貧血になりやすい。

■熱は血流に乗って全身へ運ばれるので、**貧血だと冷えにつながる。**

■**鉄分豊富な赤身肉やレバー**を食べると貧血改善につながり、体温低下を防いでくれる。

生理中のケア

布ナプキンを使ってみる

子宮冷えがとれるワケ

■布ナプキンなら下着のような肌なじみで気持ちもほぐれる。

■紙ナプキンより温かく、「冷え症が和らいだ」という声も♪

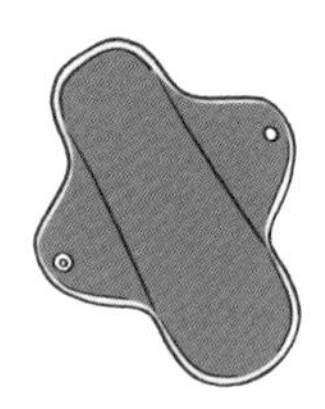

布ナプキンの使い方のコツ

生理用パンツやタイツを着用してズレを防ぐ

ズレが気になる場合は、生理用パンツやタイツ、レギンスなどでカバー。さらに、意識してこまめに交換するようにすれば、もれやズレ問題も対処できる。

最初は紙ナプキンと併用し徐々に使用範囲を広げて

もれが心配なら、まずは紙ナプキンとの併用がおすすめ。かるい日の家の中→かるい日の外出→重い日の家の中……と、徐々に使用範囲を広げていけば安心して使える。

布ナプキンのお手入れ方法

すすぎ＆石けんでつまみ洗い

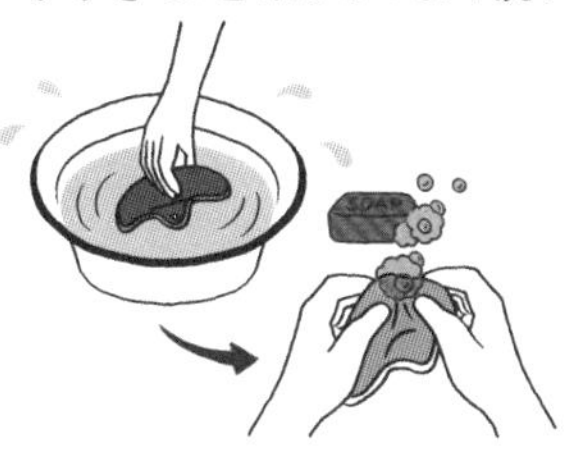

40℃程度のぬるま湯の中で、布ナプキンを振るようにしてすすぐ。その後、洗濯石けんを汚れた部分にこすりつけ、つまむように小刻みに布を動かして手洗いする。

洗濯ネットへ入れて洗濯機で洗う

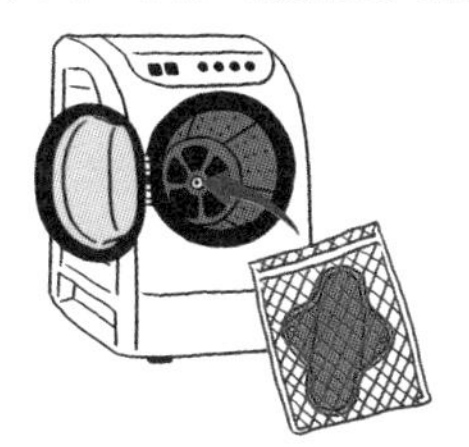

手で絞っただけだと、乾いたときに生地がごわつくので、石けんで汚れを落したら、下着用の洗濯ネットに入れて洗濯機へ。ほかの洗濯物といっしょに洗ってOK。

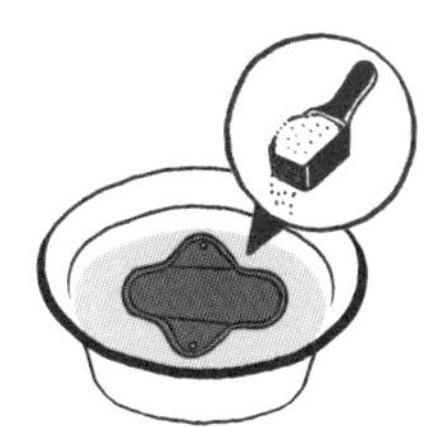

それでも落ちないときはつけ置き洗いを

手洗いで汚れが落ちない場合は、その部分に石けんをなじませ、セスキ炭酸ソーダ（アルカリウォッシュ）や、酸素系漂白剤の溶液に2、3時間〜一晩つけてその後、洗濯機へ。

生理後～
排卵期のケア

大また歩きをする

子宮冷えがとれるワケ

■この時期は体を動かしやすい。

■後ろ脚のそけい部を伸ばすように意識した大また歩きなら骨盤が動きやすくなる。

■骨盤を動かして血流を促せば、子宮が温まりその働きも安定する。

■通勤や買い物などふだんの移動で実践するだけでも血流が改善し、ぽかぽかに！

入浴は睡眠の1、2時間前に

子宮冷えがとれるワケ

■**眠りが浅くなる時期。**
眠りが浅いと、
血流が滞って冷えにつながる。

■**睡眠の1、2時間前**に入浴し
体温を上げておくことで、
就寝時の体温低下がスムーズになり、快眠に。

■**睡眠の質がよくなる**と
血めぐりがアップして子宮も温まる。

 冷えとりクイズ⑭ 足湯をしたとき、足湯そのまま or 足湯の後に冷やす、温まるのはどっち？ （答えは P.157）

生理前のケア

ハーブティーでリラックス

子宮冷えがとれるワケ

■ホルモンバランスが変動し、徐々に精神的な不調が出る時期。

■リラックスできない状態が続くと血行不良に。

■カモミールティーのようにリラックス効果の高いハーブティーを飲むことで不安定な気持ちを整える。

コーヒーなどは避けて

コーヒーや緑茶などカフェインを含むものは内臓を冷やし、不安定な気持ちを悪化させるので控える。

生理前のケア

「骨盤底筋ストレッチ」をする

子宮冷えがとれるワケ

■生理に向けて
子宮にたくさん血液が集まる時期。

■血液がスムーズに集まれば
子宮もぽかぽかに。

■骨盤の底にある「骨盤底筋」を
柔軟にすれば、生理に向かって収縮する
子宮のスペースができ、血流もアップ。

骨盤底筋ストレッチ

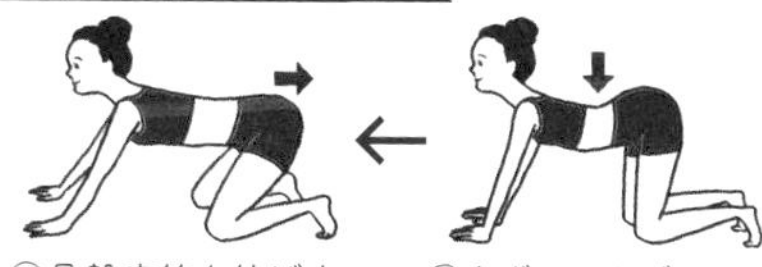

①まず四つんばいに

四つんばいになり、両手は肩幅に開く。ひざの真上におしりがくるように直角にして、背中を反らせる。

②骨盤底筋を伸ばす

おしりを後ろに動かす。このとき、おしりの穴を開くようなイメージで骨盤底筋を伸ばすのがコツ。

⑭の答え 足湯の後に冷やす 足湯の後に冷たいタオルで足先を巻くと血管が収縮を繰り返して血流アップ。

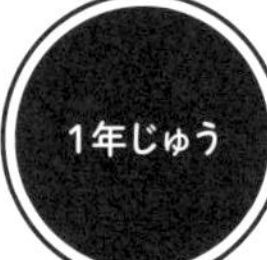

「子宮骨気（コルギ）」で骨を直接刺激する

子宮冷えがとれるワケ

■「骨気」とは、韓国に古くから伝わる、骨に直接刺激を与えるメソッド。

■「子宮骨気」では大腿骨と恥骨を刺激し、骨盤内の冷えを解消する。

■骨髄には造血作用があるため、子宮骨気で刺激すると新しい血液が活発に生み出される。

■子宮骨気によって骨の周囲の筋肉も緩み、血行がよくなる。

基本の押し方

骨と骨をしっかり当てるためには「使う骨」の位置をしっかり確認することが大切です。

1 使う骨をチェック

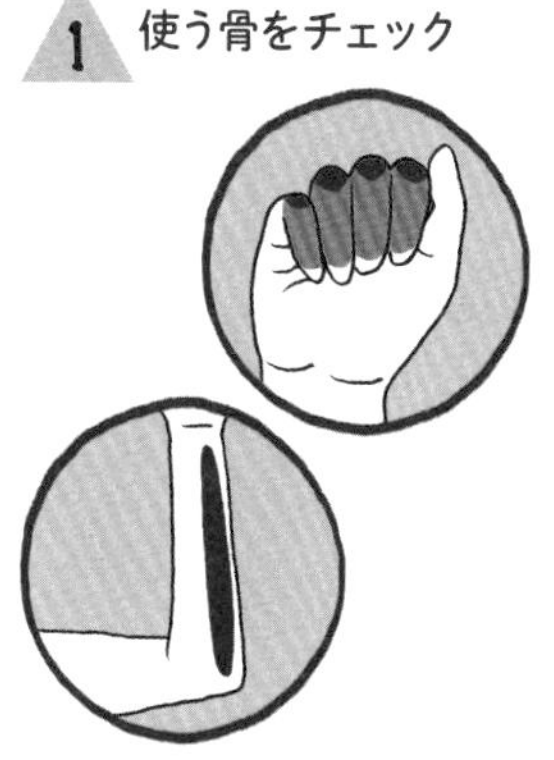

握りこぶしにしたときの親指以外の第２関節の骨。当たりが強い場合は、第１関節と第２関節の広い面を使う。もうひとつは、腕の小指側のひじから手首までの骨。

2 「イタ気持ちいい」くらいが目安

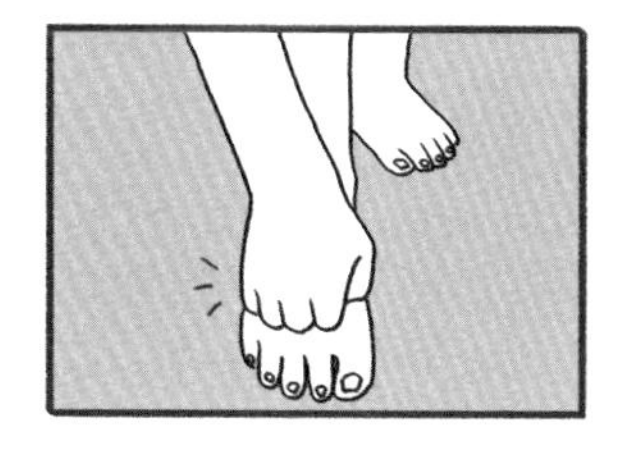

力加減は、「ちょっと痛いけど、気持ちいい」と思える程度。皮膚や筋肉ではなく、骨に当て、しっかり強めに行うのがポイントです。

3 乳液やクリームで滑りをよくする

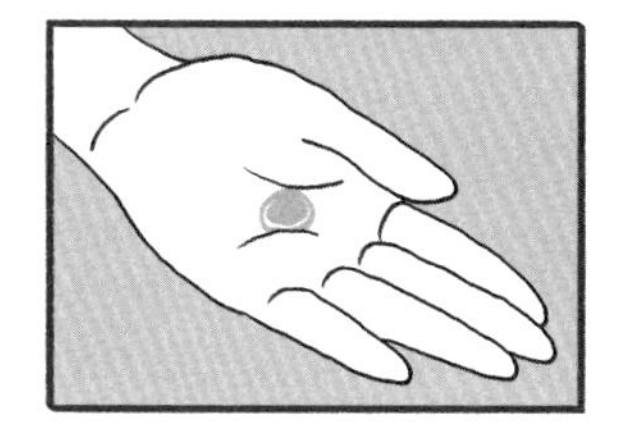

足の甲や太ももなど、肌に直接触れる場合は、こすれると痛くなり、力がうまく伝わらないので、乳液やクリーム、マッサージオイルなどで滑りをよくして。

冷え解消&女性ホルモンに効果抜群の「子宮骨気」

約50年前に韓国で生まれた民間療法の「骨気」。直接、手や腕の骨を使って骨に刺激を与え、さまざまな体の悩みを解決します。小顔を作る美容法として知られていますが、じつは、子宮の冷えにも効果絶大。「子宮骨気」は、骨盤につながる大腿骨と恥骨を刺激することで、骨盤内の冷えを解消してくれる、頼もしいメソッドです。

そもそも、血液は骨の中にある骨髄でつくられているため、骨気で骨を刺激すると新しい血液が生み出されます。子宮骨気で大腿骨や恥骨を刺激すると、骨盤内の血量が増え、冷えが改善されるのです。

また、子宮骨気の刺激によって骨の周囲の筋肉が緩むため、滞っていた血行がよくなります。恥骨を押して痛みを感じる人は、筋肉が硬くなっているサインなので、ぜひ試してみましょう。

｛　子宮骨気　｝

骨盤内の血行をよくするためには、大腿骨を刺激してから
恥骨にアプローチするのがいちばん。子宮や卵巣の血流を一気によくします。

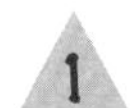 太ももの骨を押す

使う骨

腕の小指側のひじから手首までの骨。この骨でしっかり押すためには、上体を少し前に倒して、きちんと体重を乗せるようにするのがポイント。

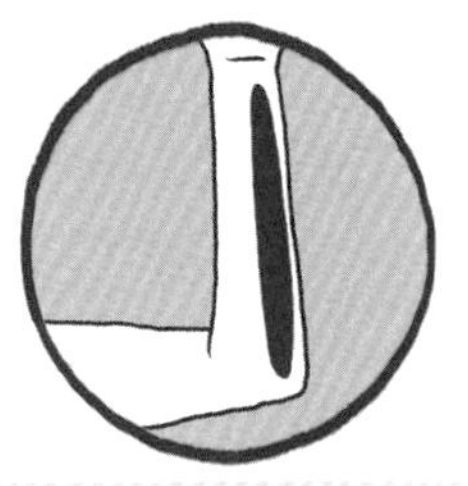

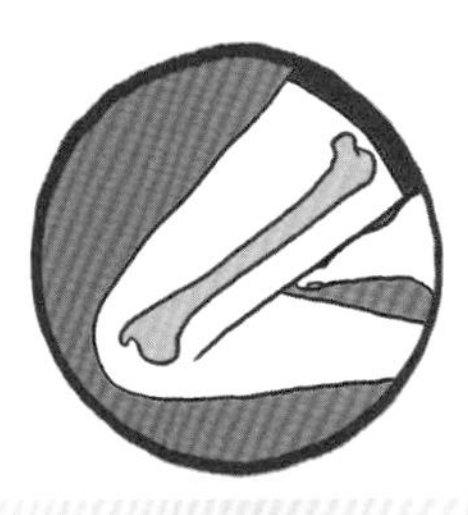

当てる骨

ひざ上から太ももの股関節までの太い骨（大腿骨）。この骨は血液を生み出す要といえる大きな骨。

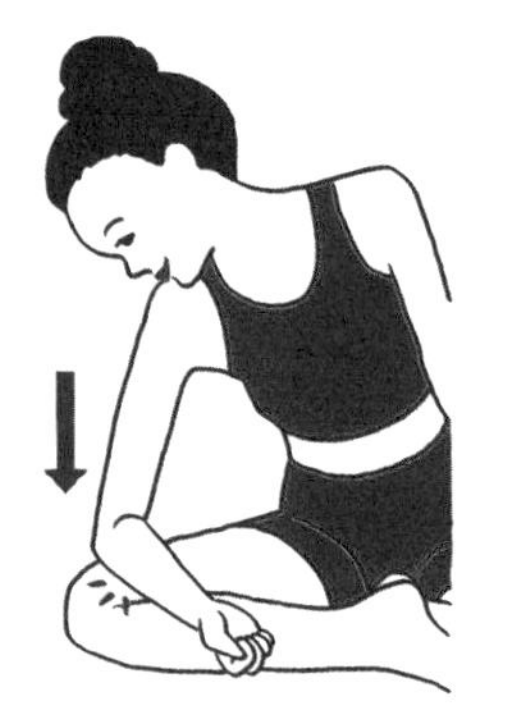

1

あぐらの体勢で、右足なら右腕のひじを直角に曲げ、「使う骨」を太もも骨に当てる。「使う骨」に体重がかかるよう上体を倒し、真下に向かって骨を５秒押す。

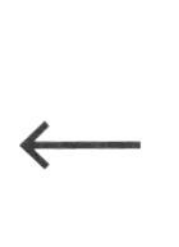

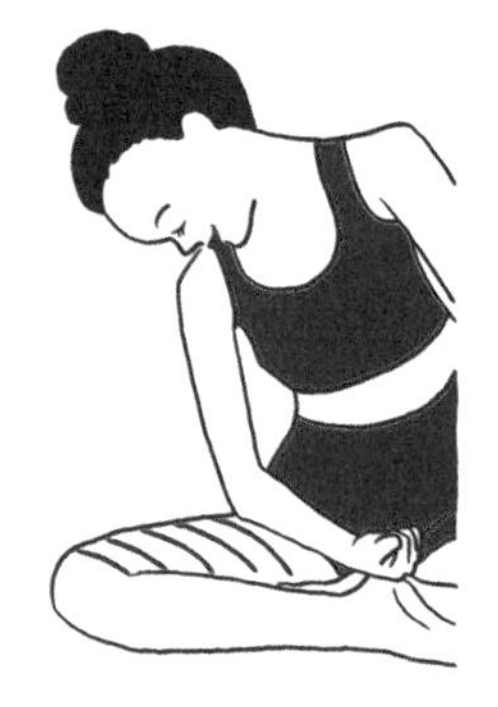

当てる位置は、太もものひざ上からつけ根まで５カ所くらいに分け、少しずつ下から上へとずらしながら、１と同様に５秒ずつ押す。反対側の足も同様に行う。

2 恥骨を押しながら回す

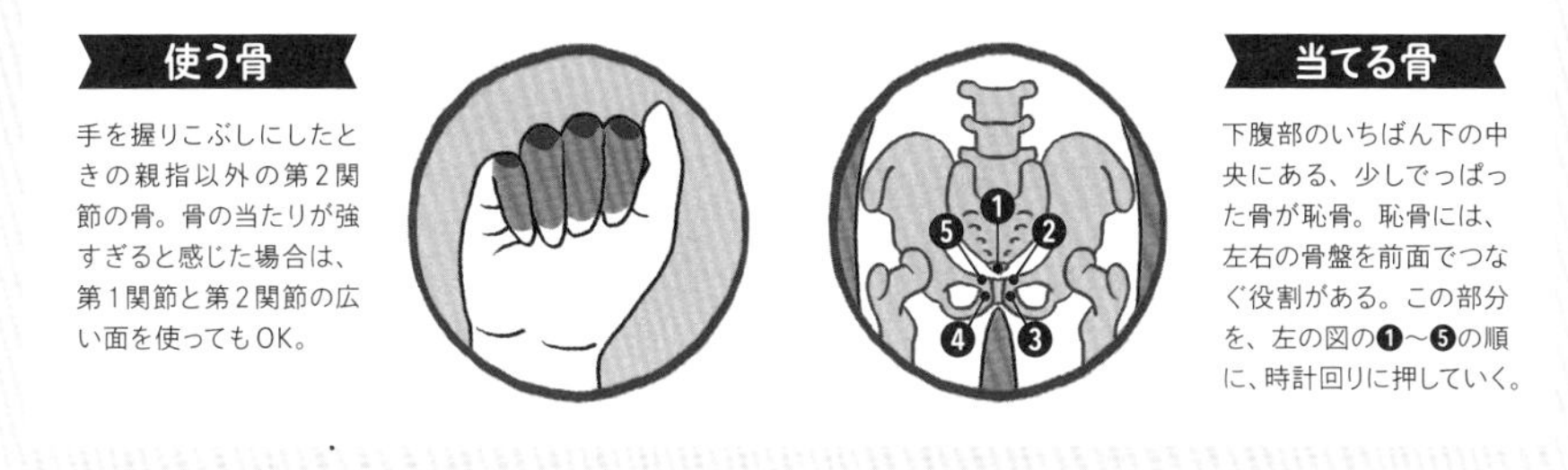

使う骨

手を握りこぶしにしたときの親指以外の第２関節の骨。骨の当たりが強すぎると感じた場合は、第１関節と第２関節の広い面を使ってもOK。

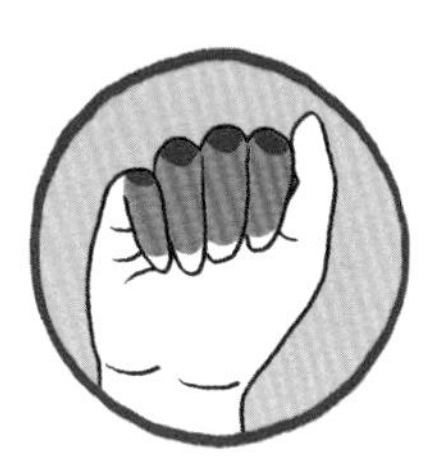

当てる骨

下腹部のいちばん下の中央にある、少しでっぱった骨が恥骨。恥骨には、左右の骨盤を前面でつなぐ役割がある。この部分を、左の図の❶〜❺の順に、時計回りに押していく。

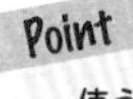

使う骨側の手首を内側に返して、恥骨のでっぱった部分に第２関節をしっかり押し込むようにすること。

1

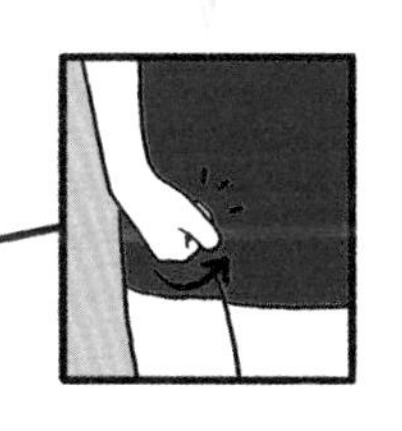

足を肩幅の広さに開いて立ち、恥骨のいちばん上❶に「使う骨」を当てる。このとき上体を前に倒して、もう一方の手を添え、恥骨に当てた手をぐっと押し込もう。

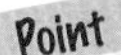

恥骨に痛みを感じた場合は、息を吐きながら行うと痛みがやわらぐのでおすすめ。

2

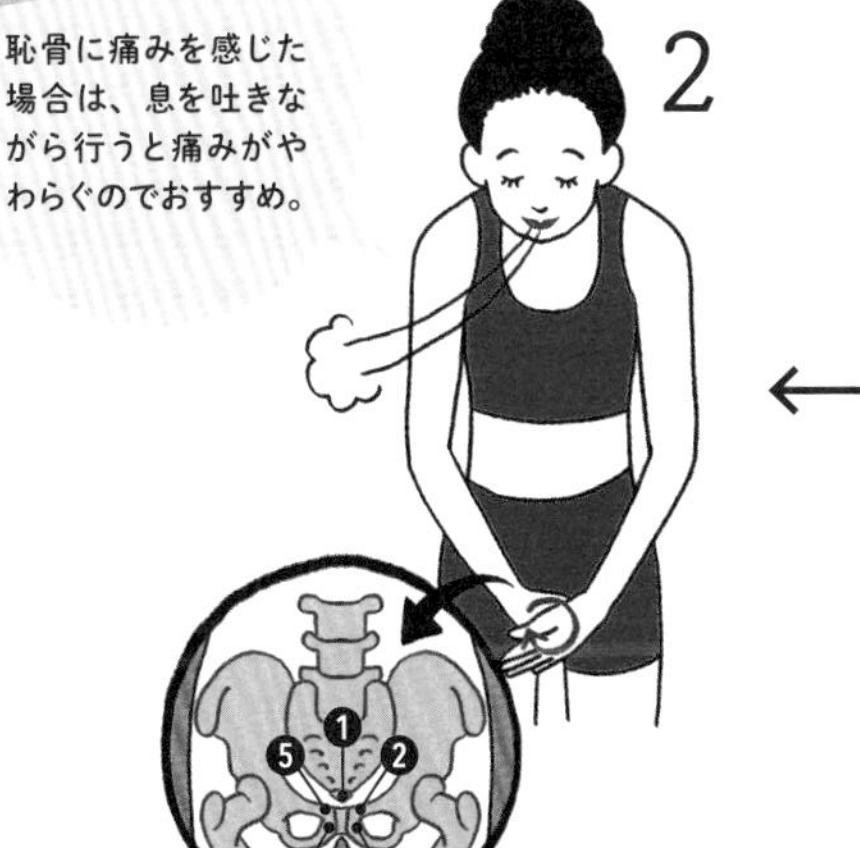

１の姿勢のまま、恥骨に当てた「使う骨」をグルグルと２回押し回す。❷〜❺の位置に少しずつずらしながら、同様に押し当て、グルグルと２回ずつ押し回す。

1章

心の冷えとり

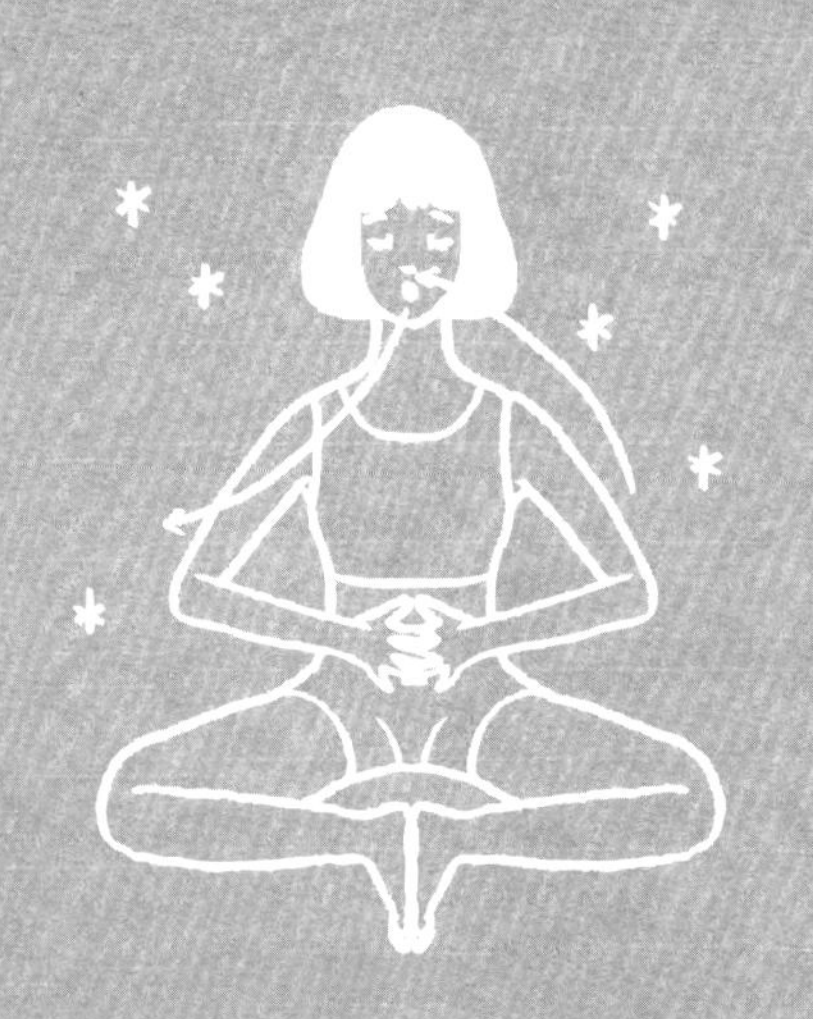

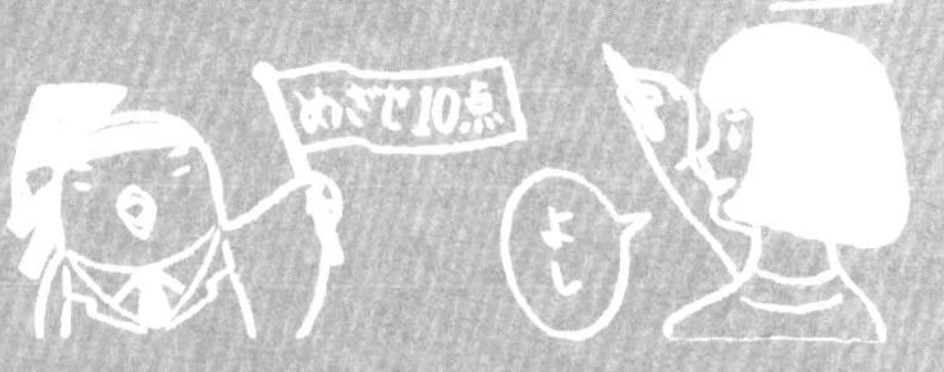

心と体は密接にかかわっており、
心がストレスや悩みごとで冷えると、
自律神経の乱れで体も冷えることに。
また、その逆もありえます。
ここでは、心をぽかぽか温め、
結果的に体まで温める方法をご紹介します。

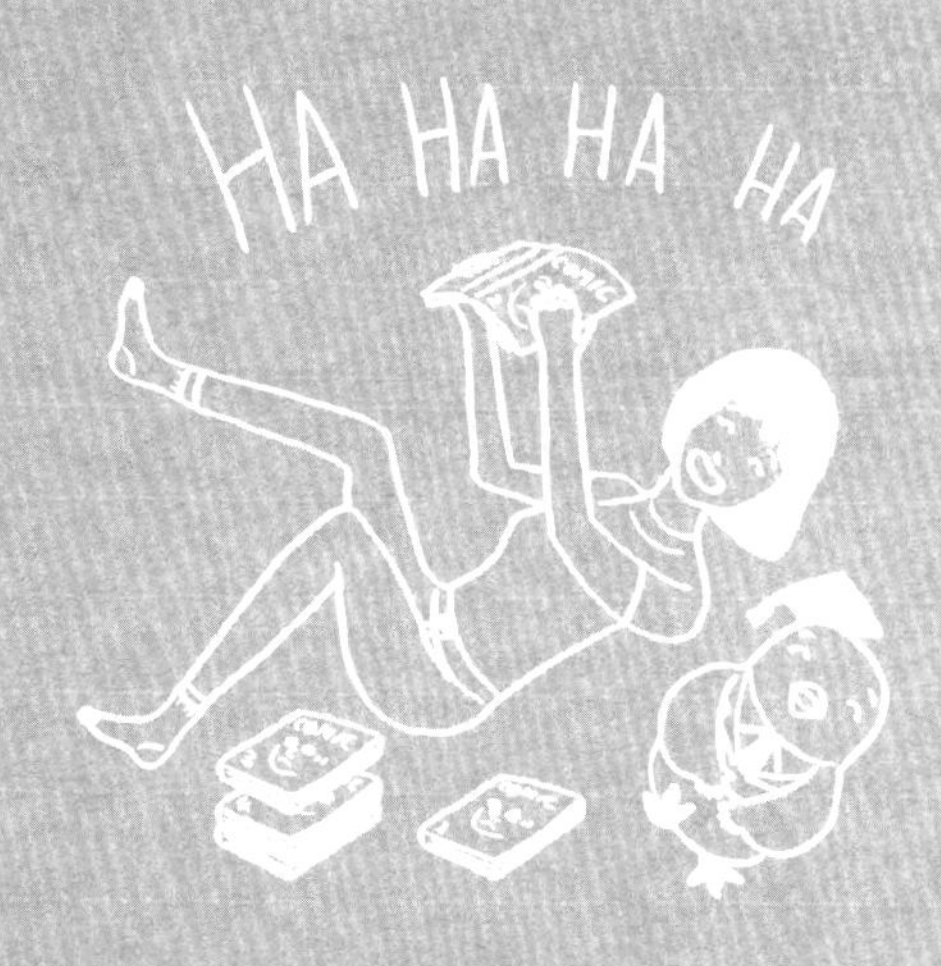

心の冷えと体の冷え……じつは深い関係が

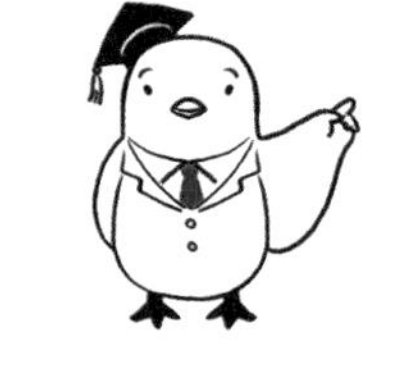

東洋医学では、体と心を元気にするエネルギーは同じものだと捉え、体にトラブルがあるときは心にもトラブルが起きていると考えます。

逆にいえば、心が冷えることによって、体まで冷えるともいえます。日頃の悩みや不安などでストレスがたまると、自律神経のバランスが乱れ、血めぐりも悪くなり、冷えてしまうのは前述の通り。心のトラブルを放っておくと、体が冷えてさまざまな不調が起こり、さらに心が沈んでしまう……といった悪循環に陥る可能性も。実際に、うつ病などで心にトラブルを抱えている人は、手足やおなかが冷えているケースが多いそう。

「最近、冷えて体の調子が悪いし、気分もぱっとしないな」と感じる人は、一人で悩まずに、この章で紹介する呼吸法やエクササイズ、意識転換法などを実践してみましょう。

心と体の冷えの関係

■体の冷えから心が冷える。
・体と心のエネルギーのめぐりが悪くなるとイライラする。
・体と心のエネルギーが不足すると落ち込みやすくなる。

■心の冷えから体も冷える。
・ストレスで自律神経が乱れると、上手に体温調節できなかったり、血流が滞ったりして、体が冷える。

■だから、ストレスを取り除いて自律神経を整えることで、心と体、両方の冷えがとれる！

体の冷え⇒心の冷えに影響

冷えると、体と心を元気にするエネルギーのめぐりが悪くなり、心の状態も悪くなってしまう。

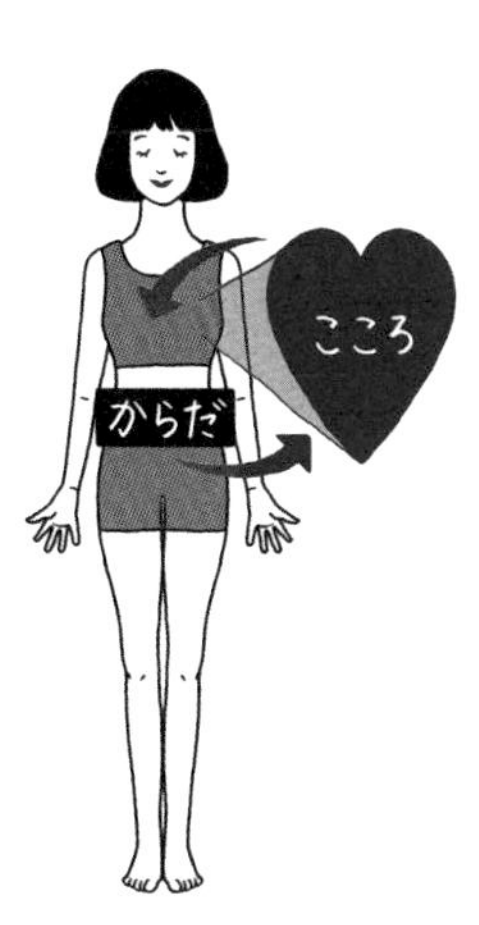

心の冷え⇒体の冷えに影響

ストレスなどで心が不安定になると自律神経のバランスが乱れて、体の冷えにつながってしまう。

心のエネルギーのめぐりをよくして「イライラ」を解消

心冷えがとれるワケ

■東洋医学では冷えによって、体だけでなく**心を元気にするエネルギーのめぐり**も悪くなると考える。

■イライラしやすいときは冷えによってこのエネルギーの**めぐりが悪くなった状態。**

■**エネルギーのめぐりと血行をよくするケア**でイライラを解消！

イライラを解消する　呼吸&マッサージ

冷えるとイライラするタイプの人は、エネルギーのめぐりを整えるケアを。

マッサージ

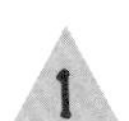

床にあぐらをかき、足のかかとで、もう片方の足裏のかかと〜足指のつけ根までを押す。足指も1本ずつかかとで押す。

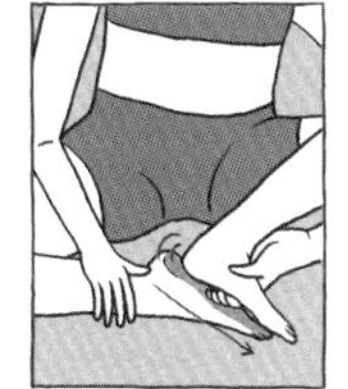

指のつけ根から指先までひっぱるようにして、1本ずつ刺激する。左右同様に行い、最後に指を組んで手首を回す。

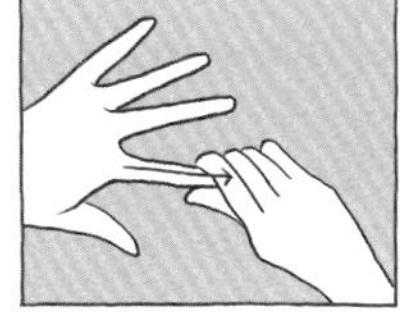

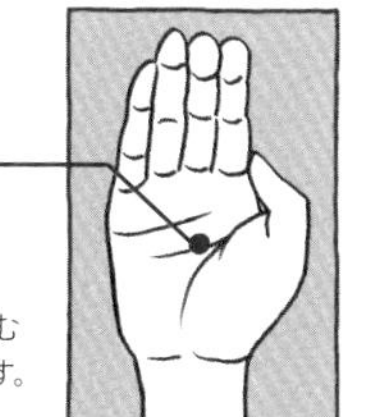

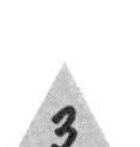

手のひらをかるく丸めたときに、くぼむ部分にある「労宮」のツボを親指で押す。

呼吸

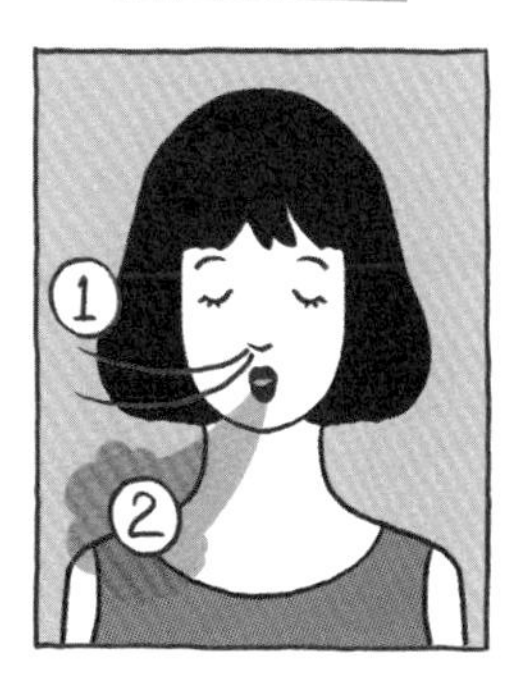

①口を閉じて鼻から息をゆっくり吸う。②口を丸くすぼめて一気に息を吐く。①、②を1セットとして10回繰り返す。

エネルギーの滞りを解消しイライラを撃退

冷えを感じる時期にイライラするという人は、体が冷えることで血めぐりが悪くなり、心の健康を保つエネルギーが不足している傾向にあります。

このタイプは、特に女性ホルモンの変化に影響を受けやすく、生理前や排卵期などにイライラしがち。カリカリして人に当たり散らしてしまう、その半面、後でひどく後悔する、感情をきちんとコントロールできない、何事もきちんとしないと気がすまない……。これらに当てはまる人は「冷えるとイライラするタイプ」です。

気持ちを穏やかにするには、上記の呼吸法やマッサージでエネルギーの流れと血流をよくしましょう。ヒステリックな感情が、すっと落ち着きます。同時に体の冷えも改善し、やがてイライラすることが少なくなっていくでしょう。

冷えとりクイズ⑮ 本書で紹介する冷えとりワザを、できる範囲で取り入れる or 完璧にこなすより効果があるのはどっち？（答えは P.169）

心のエネルギーをチャージして「うつうつ」を解消

心冷えがとれるワケ

■落ち込みやすい人は冷えによって心と体を元気にするエネルギーが不足した状態。

■このタイプの人はもともと冷えやすい傾向に。

■エネルギーをチャージするケアでうつうつ解消！

うつうつを解消する　呼吸&マッサージ

冷えると落ち込むタイプの人は、不足したエネルギーを取り込むケアを。

ツボ刺激&マッサージ

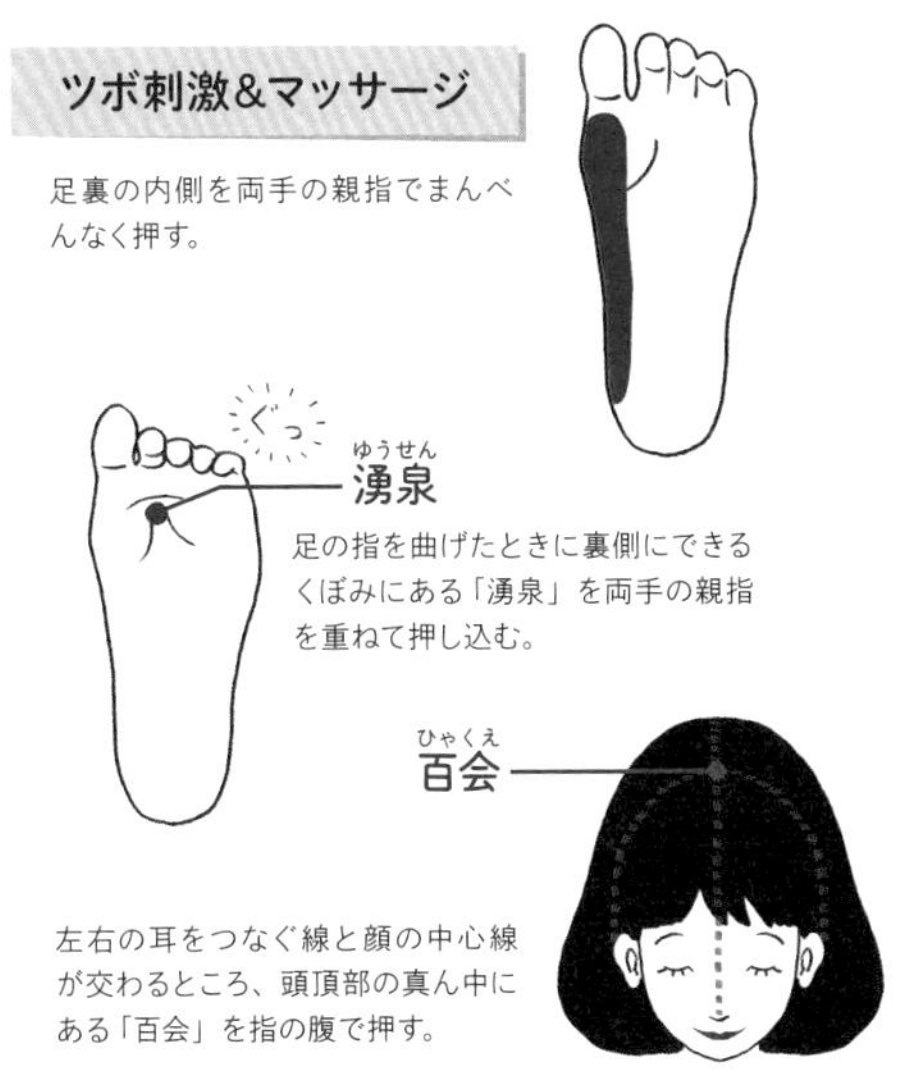

足裏の内側を両手の親指でまんべんなく押す。

足の指を曲げたときに裏側にできるくぼみにある「湧泉」を両手の親指を重ねて押し込む。

左右の耳をつなぐ線と顔の中心線が交わるところ、頭頂部の真ん中にある「百会」を指の腹で押す。

呼吸

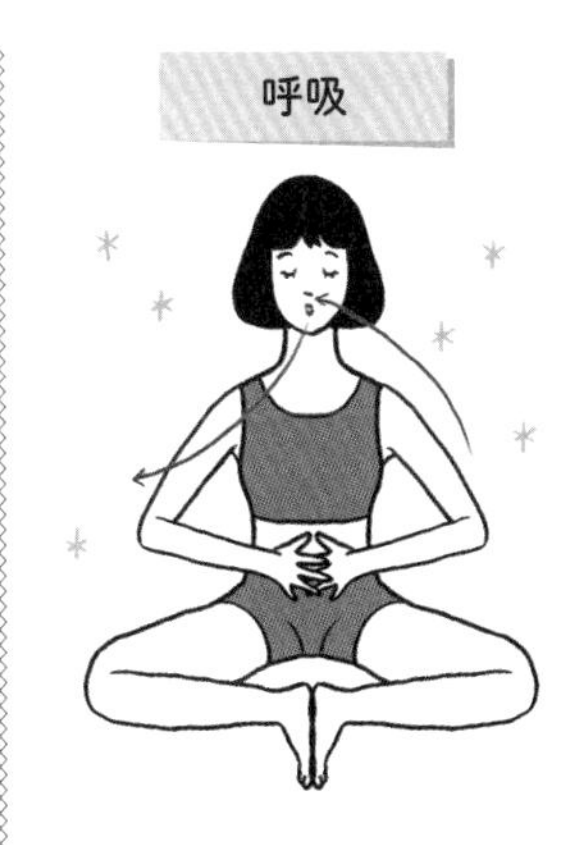

足裏を合わせて床に座り、手はかるくおなかに当てる。鼻からゆっくり息を吸い、音を立てないようにして口から長く吐く。この吸う、吐くを1セットとして10回繰り返す。

新鮮な空気を取り入れて体と心にパワーチャージ

体がだるくてやる気が起きない、何をしても疲れやすい、つい自分を責めてしまう……。そんな症状に心当たりがあるなら、あなたは「冷えると落ち込むタイプ」です。

このタイプの人には、心と体の健康を保つエネルギーが根本的に不足しています。そのためもともと冷えやすいタイプなのですが、寒い冬、または雨や曇りの日になるといっそう体が冷え、うつうつに拍車がかかります。元気もやる気も失い、「自分はなんてダメな人間なんだろう」と落ち込みます。

エネルギーを取り戻すためには、上記の呼吸法とツボ刺激、マッサージを取り入れましょう。できれば自然の中で、朝早くに行うのがおすすめです。新鮮な空気を思いっきり鼻から吸い込み、清らかな大地のエネルギーで体を満たしましょう。

⑮の答え　**できる範囲で取り入れる**　完璧にこなそうとするほど、その意識がストレスとなって血流が悪くなり冷えにつながってしまう。

部屋のインテリアを暖かい色にする

心冷えがとれるワケ

■見た目にも暖かい暖色系の色に囲まれていると、実際に体感温度が上がり、血行がよくなる。

■イライラ、うつうつの原因となる冷えを視覚で解消。

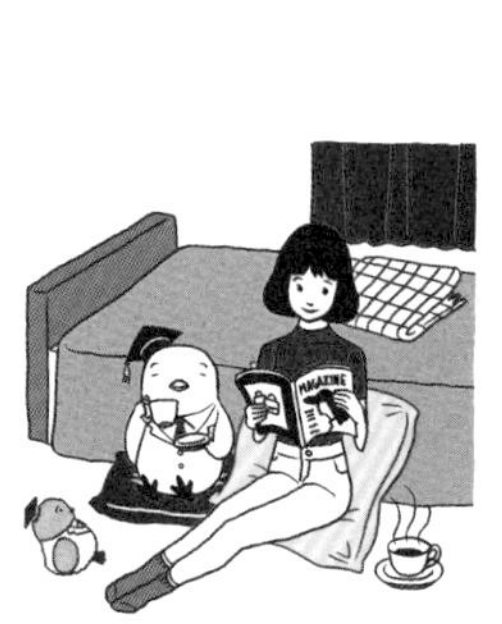

赤やオレンジで明るく

カーテンやベッドカバー、クッションなどを選ぶときには、赤やオレンジを選んで暖かい印象に。

声を出して笑う

心冷えがとれるワケ

■声を出して笑うと全身の筋肉が使われる。

■血行や心のエネルギーの流れがよくなり、体が温まって心冷えも解消。

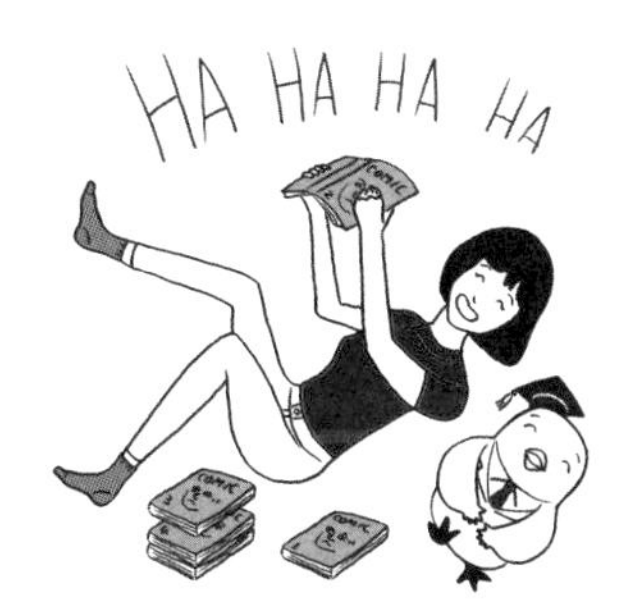

声を出して笑う

コメディ映画やお笑い番組、マンガ、友人とのおしゃべりでは声を大きく出して笑うことを意識してみよう。

瞑想をする

心冷えがとれるワケ

■深いリラックス状態をもたらす瞑想でストレスを解消。

■瞑想によって副交感神経を優位にすると、滞っていた血流が改善され、体も温まる。

{ 瞑想をやってみよう }

呼吸法を取り入れると雑念が取り除かれ、瞑想しやすくなります。
ゆったりとした服装でリラックスして行いましょう。

「片鼻の呼吸」で心を安定させる

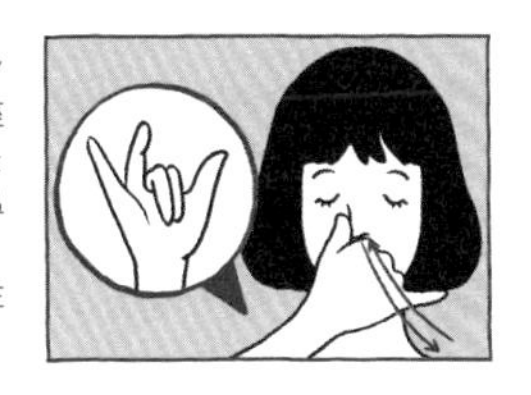

①おしりの下にクッションを敷き、あぐらをかいて座る。目を閉じて鼻から息を吸い、右手の親指で右鼻を閉じる。左鼻からゆっくり息を吐ききり、続けて左鼻から息を吸う。

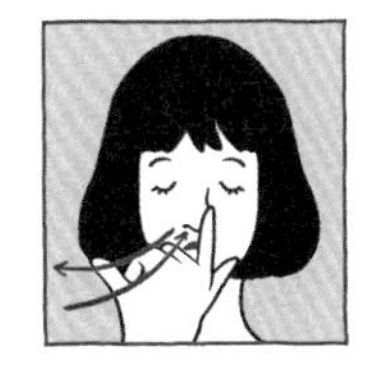

②薬指で左鼻を閉じ、右鼻も同様に呼吸する。この片鼻ずつの呼吸を2～3分行う。終わったら、目を閉じたまま手を離し、鼻の通りがよくなったことを感じよう。

背すじを伸ばし、キャンドルを見て瞑想

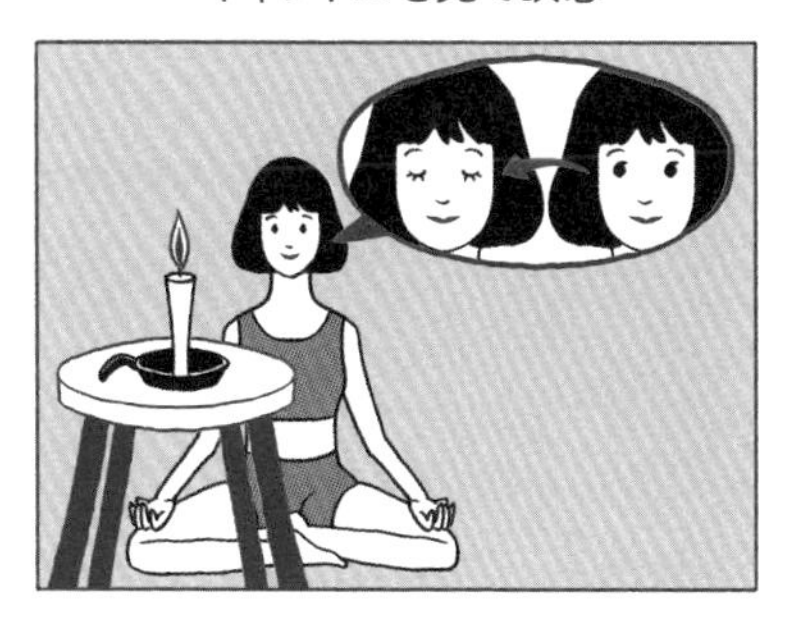

キャンドルを腕の長さ分ほど離し、炎が目の高さにくるように置く。まずは炎の芯の青い部分を30秒～1分見つめる。次にまぶたを閉じ、まぶたの裏に映る炎の残像をしばらく見つめる。これを3回繰り返す。

瞑想の深いリラックス効果でストレス冷えを撃退！

ストレスがあると自律神経のうちアクティブモードの交感神経が優位になり、血管が収縮するため、体の冷えにつながります。ですが、瞑想をすることで深いリラックス状態を得られれば、副交感神経が優位になって、血流がスムーズになり、体もぽかぽかに温まります。

また、瞑想はストレスに負けない自分をつくるのに高い効果を発揮します。

人はだれしもさまざまな問題へのストレスを抱えていますが、瞑想によって呼吸やイメージに集中すると、とらわれていた想念（雑念）から意識を離すことができます。はじめのうちは、すぐに想念が浮かんできますが、繰り返すうちに、想念にひっぱられることがなくなり、本来の自分とつながってストレスに強くなれるのです。自宅で簡単にできるのでぜひ試してみて。

がんこな冷えに最終手段！

漢方の知恵

「何を試しても、しばらくするとまた冷える」
そんな人は、体質から見直してみましょう。
東洋医学では、冷えをはじめとする不調を、
その人の体のエネルギーが滞ったり、不足している状態ととらえ、
漢方薬や養生法を駆使して、体質から改善します。
ここでは、ダイレクトに冷えとりに効果を与える
漢方薬の基本を解説しつつ、疑問や不安にお答えします。
また、舌の状態から冷えのタイプを診断し、
それに合った漢方薬や養生法もご紹介します。

はじめての漢方ガイド
→ P.176 ～

漢方薬ってどんなもの？

↓

舌の状態から冷えを知ろう
→ P.178 ～

不調のきざしは何でわかるの？

↓

冷えタイプ別養生法＆漢方薬
→ P.180 ～

どうすれば体質改善できる？

それでもダメなら漢方薬

はじめての漢方ガイド

「漢方薬ってどこで買える?」「どうやって選んだらいいの?」など、
ここでは漢方薬ビギナーのための素朴な疑問に答えます。

体質から冷えを改善する漢方薬

運動やマッサージ、食事などいろいろ試してきたけれど、しばらくするとまた冷えてしまうという人は、根本的な体質改善が必要かもしれません。そんなとき頼りになるのが漢方薬です。

漢方薬とは東洋医学から生まれた自然素材の生薬。西洋医学では、冷えは病気とはとらえられず、治療の対象にはなりませんが、東洋医学では、病気ではないけれど病気に向かいつつある「未病」の状態ととらえ、冷えのタイプによって養生法の指導や漢方薬の処方が行われます。

そもそも東洋医学では、血や栄養のめぐり・エネルギーのめぐり・水のめぐりの3つが滞ったり、不足したり、バランスが崩れたときに不調が起こると考えます。そのため、漢方薬も、特定の病原菌に対するものではなく、その人の今の体の状態やもともとの体質に合わせて処方されます。よって、漢方薬なら根本から冷えを改善することができるのです。また、冷えによる頭痛・肩こり・生理痛などのさまざまな不調も冷え体質を変えることによって、解決することができます。

このように、冷えに悩む人にとってはありがたい漢方薬。けれど、どうやって選べばいいのか、どこで買ったらいいのか、などの疑問や不安もあるでしょう。ここでは、漢方薬局での基本的な診察の流れはもちろん、漢方薬の成分や副作用についてもご紹介します。

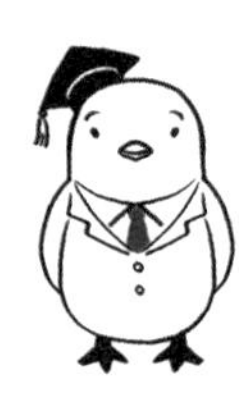

漢方薬を処方してもらう

冷えのタイプは人それぞれ。自分の冷えがどのタイプに属するかわからないときは
漢方薬局・薬店へ行って相談してみましょう。

診察の基本的な流れ

1 問診

現在抱えている症状などを確認します。特にどこが冷えているかなども伝えましょう。

2 視診

体格や骨格、顔色、目の下のクマ、皮膚のツヤや乾燥具合などから体質や体調を診ます。

3 舌診（ぜっしん）

舌を見て、舌の色や厚さ、舌苔の色や状態、歯形の有無などをチェックします。

4 処方＆生活指導

体質や症状別に漢方薬を処方します。また、養生法を教えてくれることもあります。

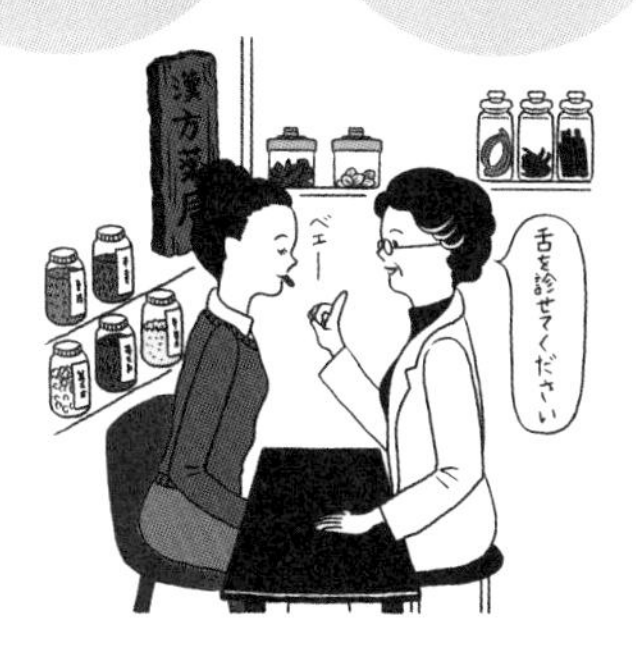

漢方薬局では自分の体質に合った薬を処方してもらえる

漢方薬局には、漢方について専門的な知識を持った薬剤師や登録販売者がいるので、より自分の体質や体調に合った漢方薬を処方してもらうことができます。ドラッグストアなどで市販の漢方薬を選びたいけれど、自分に合ったものがわからない、といったときにもおすすめ。冷えの症状を改善するための生活面でのアドバイスをしてくれることもあります。

漢方の Q & A

副作用はあるの？

まれに副作用が出ることがあります。服用後、胃もたれや下痢などの胃腸症状、じんましんや発疹などのアレルギー症状が出たら、服用をストップして、漢方薬局などに相談を。

漢方薬は何からできているの？

漢方薬の原料は、天然の植物や動物、鉱物などで、生薬と呼ばれます。ちなみに、生薬のひとつ「陳皮（ちんぴ）」は温州みかんの皮。漢方薬は、これらの生薬を組み合わせてつくられます。

すぐに効くの？

冷えている場所や、冷えの程度によっても効果を実感する早さは異なりますが、自分の体質にぴったり合った漢方薬をのんだ場合には、すぐに症状が改善されることもあります。

舌の状態から冷えを知ろう

体調を反映して毎日微妙に変化する舌は、体の内臓の状態を知る手がかりに。
そのため東洋医学では、「舌診（ぜっしん）」で冷えの状態を診ていきます。

理想的な舌の状態

- 色　ピンク〜淡い赤
- 形　楕円形のきれいなライン

特徴

きれいなピンク色をしています。舌の色そのものがわかる程度にうっすらとコケがあり、適度なうるおいと光沢も見られます。真ん中がふっくらとして、適度な弾力もあります。

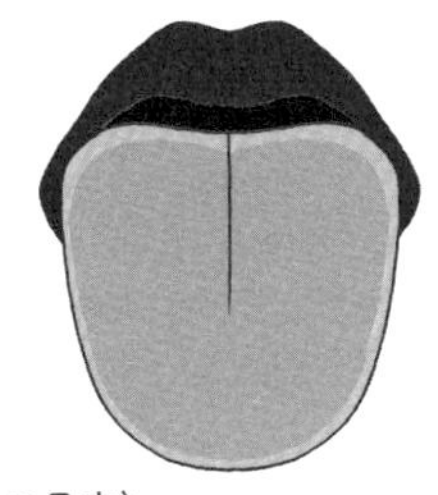

〈舌の見方〉

1 舌先から⅔くらいまでをチェック

2 飲んだり食べたりする前にチェック

3 コケなどを取らない状態でチェック

食事の前に見るのがコツ。数秒間、舌をべーっと出し、舌先から⅔くらいをすばやくチェックします。変化がわかりやすくなるので、毎日同じくらいの時間に行います。

冷えや血めぐり悪化……体のSOSは舌にあらわれる

ビールを飲みすぎた翌日に、舌のコケが厚くなったり、風邪をひいたときなどに舌が荒れたりした経験はありませんか？

漢方では、「舌は内臓の鏡」といわれます。舌には消化器の不調、冷えや血めぐりの悪化など、さまざまな情報が隠されているからです。そのため東洋医学には、舌で体の状態を診断する「舌診（ぜっしん）」という独特の診察方法があります。診るポイントは、色や形のほか、斑点や歯形の有無など。自分でも簡単にできるので、毎日の習慣にしましょう。

まずは次ページのセルフ舌診であなたの冷えタイプをチェックしましょう。また、P.180ではタイプごとの食事や運動といった養生法と、おすすめの漢方薬を紹介しています。自分のタイプに該当するものを試して、体質改善に役立てましょう。

Check!

セルフ舌診で冷えタイプをチェック

舌の色や形などを見るだけで、意外と簡単にできるセルフ舌診。
チェックが多かったものが、あなたの冷えのタイプです。

C
コケの厚い舌

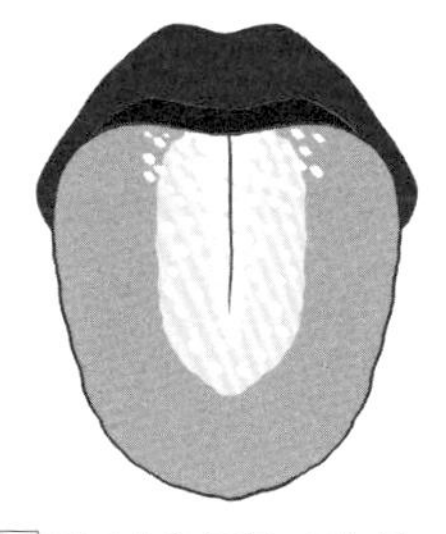

- ☑ 舌の中央に白いコケがべったりついている
- ☑ 大き目でぶよぶよしている
- ☑ 淡いピンク色で正常に近い

↓

水分代謝が悪くて冷えるタイプ

もともと胃腸が丈夫でない人や、冷たいものをとりすぎる人に多いタイプ。水分代謝が悪く、とり入れた水分をきちんと吸収・排泄できないため体に余分な水分がたまっています。

B
白っぽく、歯形がついた舌

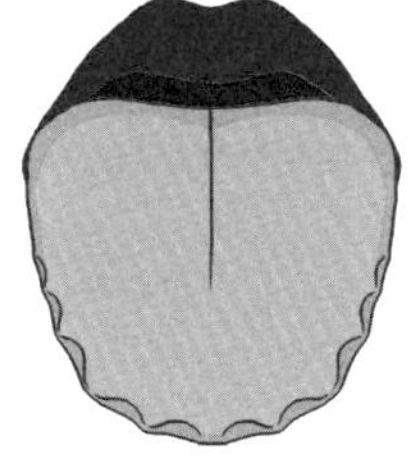

- ☑ 舌の縁に歯の跡がついている
- ☑ 舌を出したときに口角からはみ出るほど大きく、弾力がない
- ☑ 淡いピンク色〜白っぽい

↓

体を温めるエネルギーが不足して冷えるタイプ

冷え症という自覚があり、寒いのが苦手な人に多いタイプ。いったん冷えると、体はなかなか温まりません。疲れやすい、風邪をひきやすい、だるい、体温が低いといった症状も。

A
紫色っぽい舌

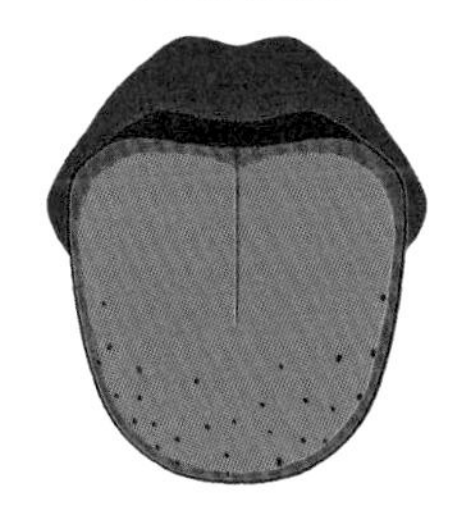

- ☑ 舌の一部に紫や茶の斑点がある
- ☑ 舌の裏側の静脈が蛇行し、枝分かれしている
- ☑ 紫色っぽい〜暗紅色

↓

血液や栄養のめぐりの悪さによって冷えるタイプ

デスクワーク中心で、ふだん体を動かさない人に多いタイプ。血行が悪くなっているため、手足の先が冷たく、太ももの内側、足首、おしり、腰など、いつも同じ場所が冷えます。

冷えタイプ別 養生法&漢方薬

冷えない体を手に入れるには、自分の冷えのタイプに合わせた養生が大切。
A～Cのタイプ別に、食べ方や効果的なストレッチを紹介！

タイプ	運動	食事
A 血液や栄養のめぐりの悪さによって冷えるタイプ	**足首を上下させる** 体を動かして血行をよくするのがいちばん。会社でも、座りっぱなしを極力避け、1時間に一度は歩くようにしましょう。デスクの下で足首を上下するストレッチもおすすめ。	**スパイスをとり入れて血行をよくする** しょうがやにんにく、こしょう、シナモン、唐辛子、わさび、山椒、カレー粉など、体を温める食材や香辛料を上手に使いましょう。夏野菜には体を冷やすものが多いので、注意。
B 体を温めるエネルギーが不足して冷えるタイプ	**手足をぶらぶらさせる** お風呂の中や、椅子に腰かけているときなどに、肩の力を抜いて、手足をぶらぶらさせる運動が効果的。気功の動きのひとつで、エネルギーを奮い起こす作用があります。	**穀類や温野菜を食べて胃腸の働きをスムーズに** 消化・吸収機能を低下させる冷たいものや生ものは避け、消化がよく、温かいもの中心の食事を心がけて。胃腸の働きを高め、代謝を上げる穀類や豆類もとるようにしましょう。
C 水分代謝が悪くて冷えるタイプ	**両脚を上げて開閉** あおむけに寝て両足を高く上げ、左右に開脚したり、前後に倒したりする動きを5回以上繰り返します。水分代謝がよくなり、むくみや冷えの症状が起こりにくくなります。	**水を飲みすぎない** いちばん気をつけなければいけないのが、冷たいもののとりすぎ。水分は、のどが渇いてからとるようにしましょう。暑い夏も、常温か温かい飲み物を少しずつ飲むのがベスト。

※西洋薬と組み合わせる場合は副作用の可能性もあるので、
念のため、かかりつけの医師または薬剤師に相談しましょう。

漢方薬

●当帰芍薬散（とうきしゃくやくさん）

血行をよくして体を温め、貧血症状を改善します。ホルモンバランスを整えるので、生理不順や更年期症状など婦人科系のトラブルにも。

●婦宝当帰膠（ふほうとうきこう）

当帰をはじめ9種類の生薬を原料とする漢方薬。血のめぐりをよくして体を温める効果があり、女性特有のトラブルの改善に。

●温経湯（うんけいとう）

体力がなく、唇がかさつく人向け。血液循環をよくして手足のほてりをとる一方で、体全体を温めます。ホルモンバランスを整える効果も。

●桂枝茯苓丸（けいしぶくりょうがん）

比較的、体力がある人向け。血の流れを促し、冷えやのぼせを改善する働きがあります。生理不順や生理痛、肩こりなどの症状の改善にも。

●八味地黄丸（はちみじおうがん）

加齢による手足や下半身の冷えに効果があります。足腰の痛みやしびれのほか、夜間頻尿や口の乾き、全身の倦怠感などの症状も緩和します。

●十全大補湯（じゅうぜんだいほとう）

当帰や地黄など10種の生薬を配合。冷えとともに、貧血ぎみで顔色が悪く、胃腸の消化力が低下している人向き。滋養強壮の効果があります。

●補中益気湯（ほちゅうえっきとう）

衰えた胃腸の働きをよくしながら、体力を回復させます。病後、術後の体力増強に用いることも。いつも手足が冷たく、元気が出ない人に。

●苓姜朮甘湯（りょうきょうじゅつかんとう）

下半身の冷えが強く、痛みも伴うときに適します。体力がなく、尿量や排尿回数が多い人向き。体を温めて、腰の冷えや腰痛をやわらげます。

●五苓散（ごれいさん）

体の中にたまった余分な水分を体外に排出するので、特に下半身の強い冷えに。冷たいものの飲みすぎによる夏冷え、むくみも緩和します。

●苓桂朮甘湯（りょうけいじゅつかんとう）

体が丈夫でない人、胃のあたりに水分がたまってポチャポチャする人向き。上半身の冷えのほか、頭痛やめまい、動悸、息切れなどを改善。

32人と2機関の知恵が結集！
監修者一覧

本書で紹介したさまざまな冷えとり法を教えてくれたのは、32人と2機関の冷えとり賢者の皆様。それぞれの専門的知識から、効果的でかつ簡単な冷えとりの知恵を授けてもらいました。
※並びは初出順。敬称略。

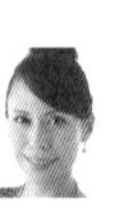

あめのもりようこ
エクササイズクリエーター／健康運動指導士／健康科学アドバイザー ➡P.6・36〜39

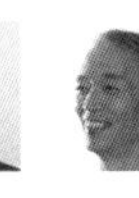

龍村 修
龍村ヨガ研究所所長 ➡P.7・58〜59

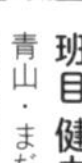
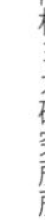

班目 健夫
青山・まだらめクリニック自律神経免疫治療研究所院長／医学博士 ➡P.8・28・64〜65・70〜71・97〜99・126〜127

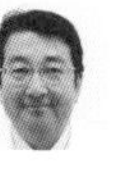
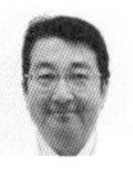
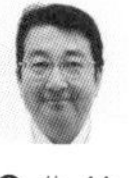

鈴木 敦
花王株式会社パーソナルヘルスケア研究所 ➡P.9・68〜69

島袋 都子
国際中医薬膳師／沖縄食材スペシャリスト／栄養士 ➡P.10・92〜93

邱（きゅう） 紅梅（こうばい）
中医師／桑楡堂薬局にて漢方アドバイスを行う ➡P.11・15・30・70〜71・83〜84・94〜95・110・112・166〜171・176〜181

日比野 佐和子
日本抗加齢医学会専門医（アンチエイジングドクター）／医療法人社団康梓会Y's サイエンスクリニック広尾統括院長 ➡P.12・29・102〜103

檀上 曜
スタイリスト ➡P.13・111・114〜119

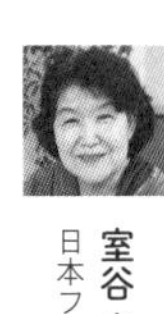

室谷 良子
日本フットケア協会師範 ➡P.14・130〜131

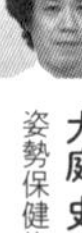

大庭 史榔（しろう）
姿勢保健均整師／赤坂整体院院長 ➡P.26・46〜49

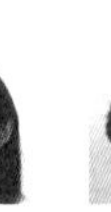

赤澤 純代
医学博士／金沢医科大学女性総合医療センターセンター長、総合内科学臨床教授 ➡P.26・56〜57

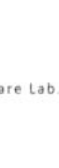

フットケアラボ
➡P.27・76〜77

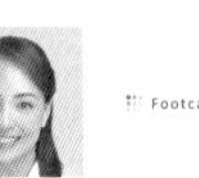
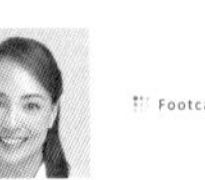
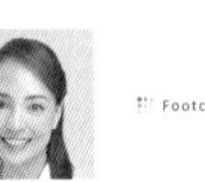
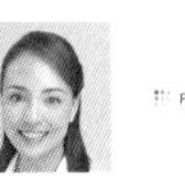
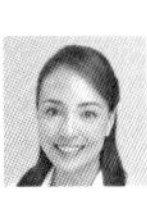

石原 新菜
イシハラクリニック副院長 ➡P.27・90〜91

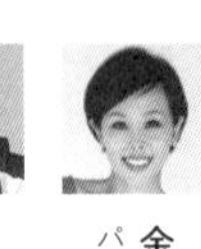
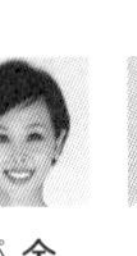

金子 エミ
パーツモデル／パーツ美容研究家 ➡P.27・76〜77

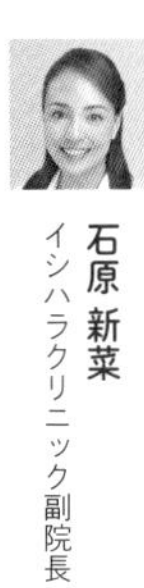
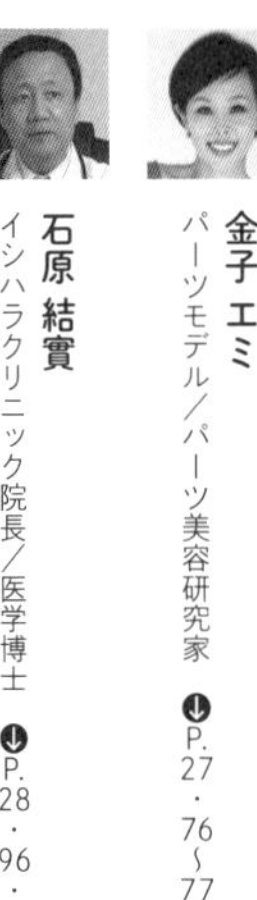

石原 結實
イシハラクリニック院長／医学博士 ➡P.28・96・100〜101

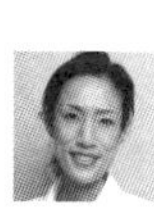

松村 圭子
成城松村クリニック院長／日本産科婦人科学会専門医
➡P.30・146〜147・151・155〜156

中村 格子
整形外科医／医学博士／スポーツドクター／医療法人社団BODHI Dr.KAKUKOスポーツクリニック院長
➡P.40〜41

伊藤 剛
北里大学客員教授／北里研究所病院漢方鍼灸治療センター・冷え症外来／漢方専門医
➡P.42〜45

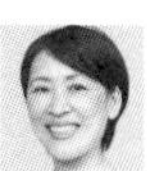

キミ（今津 貴美）
スタジオ・ヨギー エグゼクティブディレクター
➡P.50〜51・172〜173

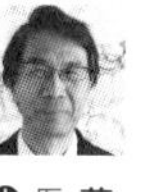

蓮村 誠
医療法人社団邦友理至会理事長／医学博士
➡P.60〜61

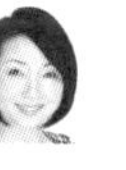

神藤 多喜子
ウェルネスライフ研究所所長／助産師
➡P.62〜63

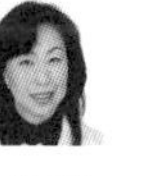

福田 千晶
医学博士・健康科学アドバイザー／日本東洋医学会専門医／日本医師会認定健康スポーツ医
➡P.66〜67

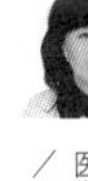

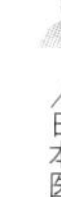

セネファ株式会社
➡P.72〜75

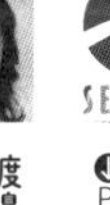

渡邉 賀子
帯山中央病院理事長／女性専用外来・麻布ミューズクリニック名誉院長／医学博士
➡P.82・85〜89・148〜150

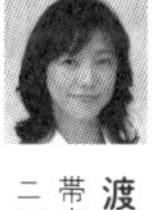

関口 絢子
管理栄養士／料理研究家／インナービューティースペシャリスト
➡P.82・85〜89

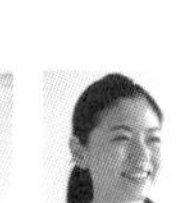

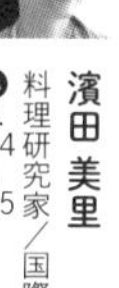

濱田 美里
料理研究家／国際中医薬膳師／国際中医師A級
➡P.104〜105

菅原 浩一
株式会社リプラン／宅地建物取引士
➡P.124〜125

三橋 美穂
快眠セラピスト／睡眠環境プランナー
➡P.128〜129

菅原 洋平
作業療法士／ユークロニア株式会社 代表／ベスリクリニック睡眠外来担当
➡P.132〜141

奥谷 まゆみ
奥谷まゆみKARADAレッスンスタジオ代表／骨盤姿勢トレーナー
➡P.146〜147・154〜155

山浦 麻子
布ナプキン愛好家／「布ナプキンビギナーのための布ナプ生活ガイド ウーマンケアネット」運営
➡P.152〜153

林 幸千代
日本骨気協会会長
➡P.158〜161

川嶋 朗
神奈川歯科大学大学院統合医療学講座特任教授／統合医療SDMクリニック院長
➡冷えとりクイズ❶、❷、❸、❺、❻

山口 勝利
全国冷え症研究所所長／理学博士／柔道整復師／鍼灸師／全日本冷え性治療協会会長
➡冷えとりクイズ❹、❼、❽、❾、❿、⓫、⓬、⓭、⓮、⓯

※本書は、2016年刊行の『本当にすごい 冷えとり百科』を加筆・修正したものです。

装丁・デザイン／小林沙織（サバデザイン）
イラスト／アベ ミズキ
ライティング／後藤涼子（OMO!）
編集／松尾里央　石川守延　小針あゆみ（ナイスク）
校正／東京出版サービスセンター
編集／今田光子　菊地絵里

ORANGE PAGE
ココロとカラダの不調が消える
今すぐ、冷えとり！

2023年12月4日　第1刷発行

発行所／株式会社オレンジページ
〒108-8357　東京都港区三田1-4-28 三田国際ビル
電話／ご意見ダイヤル　03-3456-6672
販売（書店専用ダイヤル）　03-3456-6676
（読者注文ダイヤル）　0120-580799
発行人／鈴木善行
印刷・製本／株式会社シナノ

・本書は2016年刊行の『本当にすごい 冷えとり百科』を加筆・修正したものです。
・万一、落丁・乱丁がございましたら、小社販売部あてにご連絡ください。送料小社負担でお取り替えいたします。

・定価はカバーに表示してあります。